全国高职高专教育医药卫生类专业课程改革"十二五"规划教材

供护理学、助产等专业用

老年护理学

主　编　曹美玲　潘红宁
副主编　张泽华　唐庆蓉
编　委　（按姓氏笔画排序）
　　　　孙海燕（盐城卫生职业技术学院）
　　　　杨玉琴（江西医学院上饶分院）
　　　　张泽华（成都医学院护理学院）
　　　　唐庆蓉（上海思博职业技术学院）
　　　　曹美玲（江苏联合职业技术学院南通卫生分院）
　　　　潘红宁（盐城卫生职业技术学院）

Gerontological Nursing

U0324007

江苏凤凰科学技术出版社

出版说明

　　为服务于我国高职高专教育医药卫生类护理学专业高素质技能型人才的培养，充分体现《国家中长期教育改革和发展规划纲要（2010~2020）》的精神，落实"十二五"期间高职高专医药卫生类教育的相关政策，适应现代社会对护理人才岗位能力和职业素质的需要，遵照卫生部新的执业资格考试大纲修订的要求，推动各院校课程改革的深入进行，凤凰出版传媒集团江苏科学技术出版社作为长期从事教育出版的国家一级出版社，在"十一五"期间推出一系列卫生职业教育教材的基础上，于2011年9月组织全国60多家高职高专护理院校开发了这套高职高专教育护理学专业课程改革"十二五"规划教材。

　　该套教材包括基础课程、专业课程和公共课程30种，配套教材8种。其编写特点如下：

　　1. 遵循教材编写的"三基"、"五性"、"三特定"的原则，在保证内容科学性的前提下，注重全国范围的代表性和适用性。

　　2. 充分吸收和借鉴了国内外有关护理学专业的最新研究成果和国内不同版本教材的精华，摒弃了传统空洞不实的研究性知识，做到了基础课程与专业课程紧密结合，临床课程与工作实践无缝链接，充分体现行业标准、规范和程序，将培养高素质技能型人才的宗旨落到实处。

　　3. 教材将内容分为基础模块、实践模块和选修模块三大部分，切合了国家护师执业资格考试大纲的要求。基础模块是学生必须掌握的部分，实践模块的安排体现了以学生为主体的现代教学理念，选修模块为学生提供了个性化的选择空间。

　　4. 注重整套教材的系统性和整体性，力求突出专业特色，减少学科交叉，避免了相应学科间出现内容重复甚至表述不一致的情况。

　　5. 各科均根据学校的实际教学时数编写，精炼文字，压缩篇幅，利于学生对重要知识点的掌握。

　　6. 在不增加学生负担的前提下，根据学科需要，部分教材采用彩色印刷，以提高教材的成书品质和内容的可读性。

　　7. 根据教学需要，部分课程设有配套教材。

　　这套教材的编写出版，得到了广大高职高专护理院校的大力支持，作者均来自各学科教学一线，具有丰富的临床、教学、科研和写作经验。本套教材的出版，必将对我国高职高专护理学的教学改革和人才培养起到积极的推动作用。

全国高职高专教育医药卫生类专业课程改革"十二五"规划教材

供护理学、临床医学、口腔医学、医学检验技术、
医学影像技术、康复治疗技术、助产等专业用

《病理学与病理生理学》	吴义春 主编	《老年护理学》 曹美玲 潘红宁 主编
《护理药理学》	张 庆 主编	《康复护理学》 黄 毅 主编
《病原生物与免疫学》 杨朝晔	夏和先 主编	《社区护理学》 金 叶 主编
《生物化学》	王清路 主编	《中医护理学》 温茂兴 李 莉 主编
《医用化学》	刘丽艳 主编	《精神科护理学》 雷 慧 主编
《人体解剖学与组织胚胎学》		《护理伦理学》 张家忠 主编
朱世柱	陈光忠 主编	《护理心理学》 赵小玉 主编
《生理学》	衰国权 主编	《营养与膳食》 唐世英 赵 琼 主编
《预防医学基础》	封苏琴 主编	《护理礼仪与人际沟通》 张晓明 主编
《护理学导论》	张连辉 主编	《护理管理学》 李黎明 主编
《基础护理学》	卢人玉 主编	《妇产科护理学实训指导》 马常兰 主编
《健康评估》 李海鹰	鲍翠玉 主编	《基础护理学实训与学习指导》 季 诚 主编
《内科护理学》 沈小平	刘士生 主编	《儿科护理学实训与学习指导》 姚跃英 主编
《外科护理学》	章泾萍 主编	《生物化学实验与学习指导》 刘玉敏 主编
《妇产科护理学》	王巧英 主编	《计算机基础》 张 丹 主编
《儿科护理学》	姚跃英 主编	《大学生心理健康教育》 张曼华 张旺信 主编
《急救护理学》	王明波 主编	《就业指导》 陈国忠 主编
《眼耳鼻喉口腔科护理学》	唐丽玲 主编	

序

为服务于我国高职高专教育医药卫生类专业人才培养，充分体现《国家中长期教育改革和发展规划纲要（2010～2020）》的精神，落实"十二五"期间高职高专医药卫生类教育的相关政策，适应现代社会对医护人才岗位能力和职业素质的需要，遵照卫生部新的执业资格考试大纲修订的要求，推动各院校课程改革的深入进行，凤凰出版传媒集团江苏科学技术出版社作为长期从事教育出版的国家一级出版社，在"十一五"期间推出一系列卫生职业教育教材的基础上，于2011年9月启动了全国高职高专教育护理专业课程改革"十二五"规划教材的全面建设工作，力求编写出一套充分体现高职高专护理学教育特色的教材，以满足教学需要。

2011年11月3日，出版社在南京组织召开了教材建设的专家论证会，会议上有60多所高职高专护理院校的领导及专家参加了研讨。专家们就高职高专护理专业近年来教学改革的成果进行了总结，对护理专业发展现状、课程改革以及教材建设的具体内容进行了广泛论证，并达成了一致意见。大会成立了全国高职高专教育护理专业专家评审委员会，本人很荣幸被推选为该评审委员会的主任委员，也很乐意为这套课程改革教材的开发尽我一份绵薄之力。

目前高职高专护理学专业教材内容选择存在直接从国外引入的理论、理念偏多，与其他相关学科简单重复、模式化的内容偏多，贴近基层实际、务实、有针对性的内容不足，实用性内容偏少等突出问题；对高职学生的学习特点针对性不足，职业学校的学生自学能力、逻辑思维能力不强，对于理论性较强、内容系统性较差、重复偏难的课程容易失去学习兴趣，出现学习困难的比例较高。鉴于此，凤凰出版传媒集团江苏科学技术出版社组织策划，尝试编写了这套适合高职高专护理专业学生特点和学科发展需要的特色课改教材，旨在弥补现有教材的不足。

本套教材的编写秉承"学以致用、知行合一"，"贴近职业、贴近岗位、贴近学生"的基本原则，以专业培养目标为导向，以职业技能培训为根本，遵循教材的科学性、思想性，同时体现实用性、可读性和创新性的精神，满足学科、教学和社会的需求，以体现高职高专教育的特色。在编写思路上，突出以人为本的教学理念和护理专业的服务理念，注重将理论知识和临床实践、专业学习与执业资格考试紧密结合，在突出专业理论与技能教学的同时，注重学生人文素质的培养，使学校在教学中自觉融入人文关怀的情境，以培养学生良好的综合素质。

本套教材在编写内容的选择上，注意吸收和借鉴国内外有关护理学专业的最新研究成果和国内不同版本教材的精华，并做了大胆创新改革。努力使基础课程与专业课程紧密结合，摒弃了传统空洞不实的研究性知识，通过增加选修内容使学生具有个性化的选择空间；临床课程与工作实践实现无缝链接，充分体现行业标准、规范和程序，在实践环节及实习中为学生提供一个展示自己的平台，提高学生日后的执业能力。这是一种有意义的改革尝试，使同学们的学习更有针对性，也方便学生自学，以培养自学能力。本套教材在编写模式上有其创新之处，将教材内容分为基础模块、实践模块和选修模块三大部分。基础模块是学生必须掌握的部分，实践模块的安排体现了以学生为主体的现代教学理念，选修模块为学生提供了个性化的选择空间，这也充分切合了国家护师执业资格考试大纲的要求。另外，整套教材还特别注重系统性和整体性，力求突出专业特色，减少学科交叉，避免了相应学科间出现内容重复甚至表述不一致的情况。

本套课改教材是几百位专家和教学一线老师辛勤劳动的智慧结晶，我阅览了本套教材的部分内容，作者充分考虑了高职高专技能型人才培养的特点，将护理理论知识和护理操作技能很自然地融于教材之中。在全国范围内组织出版这么一套适合高职高专护理学生使用的课改教材实属不易，这里也融入了江苏科学技术出版社编辑们的大量心血，他们工作非常认真负责，同时在教材编写过程中也多次与我沟通交流，我为他们工作认真负责的态度所感动。

我很乐意为本套护理专业课改教材作序，并向设有高职高专护理专业的学校推荐这套教材，相信这是一套非常贴近于当前我国护理教学改革需要的实用性教材。本套教材的使用，对促进学校教学质量的提高和在校生执考通过率的提升都将会有较大的帮助。

教育部高职高专相关医学类专业教学指导委员会副主任委员

上海医药高等专科学校校长

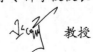 教授

前　言

随着医学模式的转变和老年人口的增长，人口老龄化已成为广受关注的社会问题，老年护理也成为护理学的重要研究范畴。老年护理学以老年人为主体，从老年人身心健康需要出发，提供以疾病预防、康复为主的护理保健措施，从而促进老年人的健康生活和实现健康老龄化。

本教材共9章，系统阐述了老年护理学的范畴及基础理论，老年人居家生活护理与心理护理，老年人健康评估与基础护理，老年人常见症状及常见疾病的临床护理，突出老年人的护理特征。教材的编写指导思想是以服务为宗旨，以岗位需求为导向，以职业技能培养为根本，满足岗位、教学和社会需求，满足高职高专护理教育的培养目标和技能要求。教材编写注重培养学生独立思维能力，分析问题、解决问题的能力，为学生提供从事临床护理、社区保健、家庭护理等各个工作领域所必须具备的老年护理的护理基本理论、基本知识、基本技能和基本情感态度；培养和提升学生关爱和照顾老年服务对象的综合能力。从高职高专护理专业学生的认知特点出发，明确教学目标，配有护考链接，附有课后练习，正文内容语言简练、层次分明，便于教学。

本教材主要适用于高职高专护理专业的教师和学生使用，建议课时为36课时。也可供临床从事老年护理工作者参考。

本教材由全国五所护理职业院校的骨干教师参与编写，编写过程中得到了各编委所在单位领导的大力支持，谨此深表谢意。由于编者水平有限，时间仓促，书中难免有错漏之处，恳请各院校师生在使用过程中发现问题并给予批评指正。

编　者
2012 年 6 月

目　　录

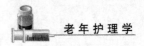老年护理学

绪 论

◉学习目标

识记:老化与老年护理学的概念;老年人的年龄划分标准、老龄化社会(国家)或地区的
划分标准以及老年护理的目标与原则;我国人口老龄化的特点以及人口老龄化带
来的问题与对策;我国老年护理的现状。

理解:健康老龄化与积极老龄化的内涵;老化的各种理论的基本内涵与局限性;马斯洛
的人类基本需要层次论对护理工作的指导意义。

运用:结合我国的国情,谈谈我国老年护理的重要性以及如何在我国开展老年护理。

随着社会的进步、经济的发展和人们生活水平的不断提高,人类的平均寿命逐渐延长,人口
老龄化已构成全球面临的重要公共卫生问题和重大的社会问题。研究老年人的健康问题,培养
高素质的老年护理人员,满足老年人的健康需求,提供优质的老年护理,实现健康老龄化和积极
老龄化,已成为21世纪护理专业的重要课题。

第一节 人口老龄化现状和发展趋势

一、老化

(一)老化的概念

老化即衰老,是所有生物种类在生命延续过程中的一种生命现象,是指在生命过程中,人体
生长发育达到成熟期后,随着年龄的增长,在形态结构和功能方面出现进行性、衰退性变化。

老化可分为生理性老化和病理性老化两种类型。生理性老化又称为正常老化,是指机体从
成熟期开始,随着年龄的增长而发生的渐进性退行性变化。病理性老化,是指在生理性老化的基
础上,由于某些生物、心理、社会及环境等因素的作用所导致的异常老化。两者很难严格区分,往
往共同存在、相互影响,从而加快老化的进程。老化的速度不但有很大的个体差异,而且同一个
体的不同器官的老化速度也不同,如脑老化较快,心、肾等老化较慢。老化是从生殖成熟后才开
始并加速的,但老化并不意味着生殖成熟即进入老年期。在无疾病和意外伤害的情况下,一个人
顺利通过健康老龄化和积极老龄化,就可能活到大自然赋予的寿限(115~120岁),从而实现真正
意义上的无疾而终。

(二)老化的特点

1. 累积性 老化并非一朝一夕所致,而是在漫长的岁月变迁过程中,机体结构和功能上出现
的一些轻度或微小变化长期积累的结果,这些变化一旦表现出来,便不可逆转。

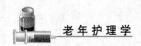

2. **普遍性** 老化是多细胞生物普遍存在的生物学现象,且同种生物的老化进程大致相同。

3. **渐进性** 老化是一个持续渐进的演变过程,老化征象往往在不知不觉中出现,且逐步加重。

4. **内生性** 老化不是环境因素导致的,而是源于生物本身固有的特性(如遗传因素)。但环境因素会影响老化的进程,会加速或延缓老化。同一物种所表现出来的老化征象基本相同。

5. **危害性** 老化过程是机体的结构和功能衰退的过程,老化使机体功能下降,甚至丧失,老化会使机体越来越容易罹患疾病,最终死亡。

二、人口老龄化

(一) 老年人的年龄划分

世界卫生组织(WHO)对老年人年龄的划分有两个标准:发展中国家将60岁及以上人口称为老年人,而在发达国家则将65岁及以上人口称为老年人(表绪-1)。

表绪-1 老年期的划分

WHO 标准		我国标准	
45～59 岁	中年人	45～59 岁	老年前期(中老年人)
60～74 岁	年轻老年人	60～89 岁	老年期(老年人)
75～89 岁	老老年人	90 岁以上	长寿老年人
90 岁以上	长寿老年人	100 岁以上	长寿期(百岁老年人)

中华医学会老年医学学会已于1982年建议:45～59岁为老年前期(中老年人);60岁及以上为老年人;60～89岁为老年期(老年人);90岁以上为长寿期(长寿老年人)。

(二) 人口老龄化和老龄化社会

1. **人口老龄化** 人口老龄化(aging of population)简称人口老化,是指老年人口占总人口比例不断上升的动态过程。实际上是人口年龄结构的老龄化,属于人口的动态概念,并非绝对量的增长。出生率和病死率的下降,平均预期寿命的延长是世界人口趋向老龄化的主要原因。

2. **老龄化社会** 为了便于比较不同地区和国家之间的人口年龄结构,需要一个统一的标准,WHO针对发达国家和发展中国家不同的人口结构制定了两个标准:发达国家65岁及以上人口占总人口数达到或超过7%;发展中国家60岁及以上人口占总人口数达到或超过10%,该国家(或地区)即为老龄化国家(或地区),该社会即为老龄化社会(表绪-2)。

表绪-2 老龄化社会的划分标准

分类	发展中国家	发达国家
老年年龄界定	60 岁	65 岁
青年型(老年人口系数)	<8%	<4%
成年型(老年人口系数)	8%～10%	4%～7%
老年型(老年人口系数)	>10%	>7%

三、人口老龄化发展趋势与对策

人口老龄化是世界人口发展所面临的共同问题,人口老龄化已成为世界各国关注的重大人口问题。

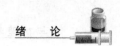

（一）世界人口老龄化的发展趋势及现状

1. 世界人口老龄化的速度加快　据统计,1900 年世界总人口为 17 亿,WHO 宣布 1987 年 7 月 11 日为"第 50 亿人口日",世界人口老龄化也随之加速。1950 年全世界大约有 2.0 亿老年人,1990 年则为 4.8 亿,2002 年已达 6.29 亿,占全世界人口总数的 10%。预计到 2050 年,老年人数量将猛增到 19.64 亿,占世界总人口的 21%,平均每年增长 9 000 万。

2. 发展中国家老年人口增长速度快　1950～2050 年的 100 年间,发达地区的老年人口将增加 3.8 倍,发展中国家的老年人口将增加 14.7 倍,因而世界老年人口日趋集中在发展中地区。1950～1975 年,老年人口比较均匀地分布在发展中地区和发达地区,2000 年发展中国家的老年人口数占全球老年人总数的 60%。预计 2050 年,世界人口约有 82% 的老年人,即 16.1 亿将生活在发展中地区,3.6 亿老年人将生活在发达地区。

3. 人口平均预期寿命不断延长　近半个世纪以来,世界各国的平均寿命都有不同程度的增加。19 世纪许多国家的平均寿命只有 40 岁左右,20 世纪末则达到 60～70 岁,一些国家已经超过 80 岁。2002 年世界人口平均寿命为 66.7 岁,日本平均寿命接近 82 岁,至今保持着世界第一长寿国的地位。

4. 女性老年人增长速度快　多数国家老年人口中女性超过男性。一般而言,老年男性病死率高于女性。性别间的死亡差异使女性老年人成为老年人中的绝大多数。如美国女性老年人的平均预期寿命比男性老年人高 6.9 岁,日本为 5.9 岁,法国为 8.4 岁,中国为 3.8 岁。

5. 高龄老年人增长速度快　高龄老年人是老年人口中增长最快的群体。1950～2050 年间,80 岁以上人口平均每年 3.8% 的速度增长,大大超过 60 岁以上人口的平均速度（2.6%）。2000 年,全球高龄老年人达 0.69 亿,大约占老年总人口的 1/3,预计至 2050 年,高龄老年人约 3.8 亿,占老年人总数的 1/5。

（二）我国人口老龄化的发展趋势及现状

全国老龄工作委员会办公室 2006 年 2 月 23 日发布的《中国人口老龄化发展趋势预测研究报告》指出,21 世纪是人口老龄化的时代,我国于 1999 年进入老龄化社会,目前是世界老年人口最多的国家,占全球老年人口总量的 1/5。我国的人口老龄化不仅是我国自身的问题,而且关系到全球人口老龄化的进程,备受世界关注。

1. 我国人口老龄化发展进程　21 世纪对我国来说将是一个不可逆转的老龄化社会。从 2001～2100 年,中国的人口老龄化可以分为 3 个阶段。

第一阶段:从 2001～2020 年是快速老龄化阶段。这一阶段,我国将平均每年新增 596 万老年人口,年均增长速度达到 3.28%,到 2020 年,老年人口将达到 2.48 亿,老龄化水平将达到 17.17%,其中,80 岁及以上老年人口将达到 3 067 万人,占老年人口的 12.37%。

第二阶段:从 2021～2050 年是加速老龄化阶段。伴随着 20 世纪 60 年代到 70 年代中期第二次生育高峰人群进入老年,我国老年人口数量开始加速增长,平均每年增加 620 万人。到 2023 年,老年人口数量将增加到 2.7 亿,与 0～14 岁少儿人口数量相等。到 2050 年,老年人口总量将超过 4 亿,老龄化水平推进到 30% 以上,其中,80 岁及以上老年人口将达到 9 448 万,占老年人口的 21.78%。

第三阶段:从 2051～2100 年是稳定的重度老龄化阶段。2051 年,我国老年人口规模将达到峰值 4.37 亿,约为少儿人口数量的 2 倍。这一阶段,老年人口规模将稳定在 3 亿～4 亿,老龄化水

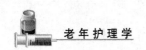

平基本稳定在31%左右,80岁及以上高龄老年人占老年总人口的比重将保持在25%～30%,进入一个高度老龄化的平台期。

2. 我国人口老龄化的特征

(1) 老年人口数量巨大 2004年底,我国60岁及以上老年人口为1.43亿,占总人口的11%;2014年将达到2亿,2026年将达到3亿,2037年超过4亿,2051年达到最大值,之后一直维持在3亿～4亿的规模。根据联合国预测,21世纪上半叶,我国一直是世界上老年人口最多的国家,21世纪下半叶,我国也还是仅次于印度的老年人口大国。

(2) 区域发展不平衡 我国人口老龄化具有明显的由东向西发展的区域特征,东部沿海经济发达地区明显快于西部经济欠发达地区。上海在1979年最早进入人口老年型行列,和最迟2012年进入人口老年型行列的宁夏比较,时间跨度长达33年。

(3) 城乡倒置显著 我国农村人口为8 557万,占老年人口总数65.82%,农村的老龄化水平高于城镇,这种城乡倒置的状况将一直持续到2040年。到21世纪后半叶,城镇的老龄化水平才将超过农村,并逐渐拉开差距。这是中国人口老龄化不同于发达国家的重要特征之一。

(4) 女性老年人口数量多于男性 目前,老年人口女性比男性多出464万人,2049年将达到峰值,多出2 645万人。21世纪下半叶,多出的女性老年人口基本稳定在1 700万～1 900万人。多出的女性老年人口中50%～70%都是高龄老年人。

(5) 老龄化发展迅速 据统计,发达国家65岁以上老年人占总人口的比例从7%提升到14%经历了45年以上的时间。我国只用27年就完成了这个历程,并且将长时间保持很高的递增速度,属于老龄化速度最快国家之一。

(6) 人口高龄化显著 在老龄化进程中,老年人口发展速度快于总人口,而80岁及以上高龄老年人口又快于老年人口的增长,预计25年后将进入高龄化社会。我国人口平均寿命预计2050年会提高到80岁左右。国外一些调查资料表明,高龄老年人因体弱多病,需要经常性特殊照料的比例为65～79岁老年人的5倍左右,高龄老年人是最需要照料的人群,也是老龄工作的重点和难点。

(7) 老龄化超前于现代化 发达国家是在基本实现现代化的条件下进入老龄化社会的,属于"富老同步"或"先富后老",而我国则是在属于"未富先老",尚未实现现代化的情况下提前进入老龄化社会的。发达国家进入老龄化社会时人均国内生产总值一般都在5 000美元以上,而中国目前人均生产总值才刚刚超过1 000美元,应对人口老龄化的经济实力还比较薄弱。

(三) 人口老龄化带来的问题与对策

1. 人口老龄化带来的问题 社会人口老龄化所带来的问题是综合性的,不仅关系到老年人自身,而且会给家庭、经济、文化和社会发展等诸多方面带来一系列的问题,同时也对老年护理事业提出新的挑战。

(1) 社会负担加重 人口老龄化增加了老年人口负担系数,1982年老年人口负担系数为7.94%,2001年已达26.4%,即每100个劳动力人口要赡养26.4个老年人,预计2050年将达38.88%,此时劳动年龄人口与老年人口之比还不到3:1,即平均3个劳动年龄人口就需要赡养1个老年人。这不仅加重劳动人口的经济负担,而且给投资、消费、储蓄和税收等各方面都带来一定的影响。

(2) 社会保障费用增加 人口老龄化使国家用于老年人的保障费用增加,从而加重政府负担。据统计,1990～1999年,我国离退休职工数由3 201万人增长到3 727万人,年均增长5.5%;

与此同时,养老金支出由 396 亿元增加到 2 421 亿元,年均增长 22%,退休金支出相当于职工工资总额的比例由 1990 年的 13.4% 上升到 1999 年的 24.5%。而且,退休人员以每年 6% 的速度递增,即每年新增退休人员 300 多万人。

(3) 现有产业结构需要调整　老年人特殊的生理、心理和行为特征,产生了不同于其他人口群体的特殊物质需求和精神需求。为了满足老年人口日益增长的物质和精神文化的需要,国家需要增加相应的投资,调整现有产业结构,大力发展老龄产业,来满足老年人群的特殊需要。如改造不适合老年人居住的住宅、街道,增加老年人所需要的产业和社会服务业等。

(4) 家庭养老功能减弱　养老问题是老龄化社会面临的最主要的经济和社会问题。"老有所养"应该包含两个方面的内容,即经济保障和生活照顾。现在,我国城市家庭的人口代际结构模式呈"倒金字塔"形的 4∶2∶1 模式(即一对夫妇赡养两对老年人并抚养一个子女),随着少子化家庭、"空巢"家庭的增多,传统的家庭养老功能日趋削弱,养老负担越来越多转向于依赖社会,急需发挥社会养老功能,来满足日益增强的社会养老需求。目前,我国的养老模式正处于转型阶段,在今后一个较长的时期内,将呈现家庭养老与社会养老并存的局面。

(5) 对保健服务需求增加　老年人是脆弱的社会群体。根据卫生部的统计,60 岁以上老年人的慢性病患病率是全国人口患病率的 3.2 倍,伤残率是全国人口的 3.6 倍。老年人住院率为 7.62%,明显高于其他年龄组平均年住院率(4.36%)。而且,老年人所患疾病多为肿瘤、心脑血管疾病、糖尿病、精神障碍等慢性病,医疗费用高,卫生资源消耗多,对社会、国家和家庭构成极大负担。老年人消费的卫生资源是全国人口平均消费卫生资源的 1.9 倍。80 岁以上的老年人因体弱多病需要特殊照顾者的比例是 65 ~ 79 岁老年人的 5 倍。此外,老年人的心理健康状况也令人堪忧,有不同程度抑郁症状的老年人占所调查人群的 10% ~ 23%。因此,老年人口对医疗、保健、护理及生活服务的需求远远超过其他人群。

(6) 老龄工作资源不足,水平不高　我国老龄工作的起步相对比较晚,缺乏专职老龄工作人员,老龄工作经费投入不足,基层服务网络薄弱,针对老年人所开展的服务项目少、覆盖面窄、服务水平低。专门为老年人提供的活动场所和服务设施严重不足,老年人的参与率和受益率不高。全国约有 1/3 以上的城市街道办事处和一半的社区居委会没有建立专门的老年服务机构和设施,农村的乡镇则更少。发达国家每千名老年人中拥有的养老床位是 50 ~ 70 张,而我国只有 10 张,与发达国家相比差距很大。

此外,人口老龄化也对老龄护理事业提出新的挑战。如何全方位地护理老年人,解决健康问题,提高生活质量,是摆在我们面前的一项重要课题。整体而言,在我们目前的养老服务机构中,能够提供专业性护理服务的人员数量匮乏,总体素质偏低。再者,我国各项社会养老服务事业的整体水平也比较低,服务质量不高,难以满足广大老年人多种养老服务的需求,这些都有待于我们去研究和解决。

2. 我国人口老龄化的对策　人口老龄化是世界人口发展所面临的共同问题,尽管我国还处在老龄化的初期,但解决老龄化问题必须具有战略性和超前性。在充分借鉴国外经验的基础上,从我国的实际情况出发,探索出具有中国特色的解决人口老龄化问题的有效途径。

(1) 加快经济发展　从现在起到 2020 年左右,是我国劳动人口比重较大,总供养系数不高,国家负担较轻的"人口红利"黄金时期。因此,要充分利用这个经济发展的"黄金时期",发挥我国劳动力资源极为丰富的优势,加快经济发展的步伐,为迎接老龄化高峰的到来奠定坚实的物质基础。

(2) 完善社会保障制度与养老福利政策　2005 年我国公共养老保障体系的覆盖面只占总人

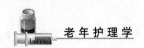

口数的 15%,低于世界劳工组织确定的 20% 的国际最低标准。让更多的人"老有所养"是我国社会保障制度改革的目标。国家要尽快发展养老福利事业,举办养老福利服务机构,不断健全社会养老机制,加快社会养老服务的法制化进程,建立适合我国国情及经济发展水平的社会保障制度。提高老年人的经济保障能力,使老年人能够共享社会发展成果。

(3) 健全老年人医疗保健防护体系　医疗保健是老年人众多需求中最为突出和重要的需求,但目前老年人"看病难,住院难"的问题仍比较突出。所以,要加快深化医疗卫生改革,加强老年人的医疗保健与护理服务,健全社区卫生服务机构,构建医疗保健防护体系,为老年人提供快捷、方便的社区综合性卫生服务,建立和发展多种形式的医疗保障制度,以缓解老年人患病后造成的经济压力,妥善解决看病就医的费用问题。

(4) 创建健康老龄化和积极老龄化　健康老龄化是 WHO 提出并在全世界积极推行的老年人健康生活目标。它是指老年人在晚年能够保持躯体、心理和社会生活的完美状态,将疾病或生活不能自理推迟到生命的最后阶段。联合国提出,将健康老龄化作为全球解决老龄问题奋斗目标。2002 年在西班牙举行的第二届国际老龄大会上提出积极老龄化,它是在健康老龄化的基础上提出的新观念,强调老年群体和老年人不仅在机体、社会、心理方面保持良好的状态,而且要积极地面对晚年生活,作为家庭和社会的重要资源,继续为社会做出有益的贡献。充分发挥他们的余热,使他们活得有价值、有意义。

第二节　老年护理概述

一、老年护理的基本概念

(一) 老年学

老年学(gerontology)是一门研究老年及相关问题的一门学科,是一门多学科的交叉科学,涉及生理学、生物学、社会学、心理学、人类学、医学、护理学、康复学等多种学科。

(二) 老年医学

老年医学(geriatrics)是研究人类衰老机制、规律、特征与延缓衰老的对策,研究老年病的防治以及老年保健、康复等综合性边缘学科。老年医学是老年学的一个分支,也是医学科学的一个组成部分。它包括老年基础医学、老年临床医学、老年康复医学、老年预防保健医学、老年流行病学、老年社会医学等内容。

(三) 老年护理学

老年护理学(gerontological nursing)是研究、诊断和处理老年人对自身存在和潜在的健康问题反应的学科。它是护理学的一个分支,与自然科学、社会科学相互渗透,是一门综合性学科。

老年护理学起源于现有的护理理论和社会学、生物学、心理学、健康政策等理论。美国护士协会1987 年提出用"老年护理学"概念代替"老年病护理(geriatric nursing)"概念,因为老年护理学涉及的护理范畴更广泛,包括评估老年人的健康和功能状态,制订护理计划,提供有效护理和其他卫生保健服务,并评价效果。老年护理学强调促进、保持和恢复健康,预防和控制由疾病引起的残疾,发挥老年人的日常生活能力,实现老年人机体的最佳功能,保持人生的尊严和舒适的生活直至死亡。

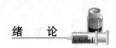

二、老年护理的研究内容

老年护理涉及的护理范畴,其服务对象不仅包括老年病人,也包括整个老年群体及其照顾者。其研究内容如下。

1. 衰老机制和抗衰老的研究。

2. 研究老年人生理、心理和社会适应能力方面的问题及护理,减少各种危险因素给老年人的健康带来的负面影响。

3. 研究如何发挥机体功能,增强自我照顾能力,提高老年人的生活质量。

4. 研究老年人健康教育、社区护理、家庭护理和临终关怀。

总之,老年护理学是以老年人为对象,从老年人生理、心理、社会文化以及发展的角度出发,研究自然、社会、生理和心理因素对老年人健康的影响,重点探讨用护理手段和措施解决老年人的健康问题,提高其生命质量。

三、老年护理的目标

1. 增强自我照顾能力 对于老年人的需求,医护人员常依靠其他社会资源的协助,而很少考虑到老年人本身的资源。老年人在很多时候都以被动的形式生活在依赖、无价值、丧失权力的感觉中,自我照顾意识逐渐淡化,久而久之将会丧失生活自理能力。因此,护理人员要善于利用老年人自身的资源,以健康教育为干预手段,采取多种措施,尽量维持、巩固和强化老年人的自我照顾能力及自我护理能力,避免过分依赖他人,从而增强老年人生活的信心,保持老年人的尊严。

2. 延缓恶化及衰退 广泛开展健康教育,提高老年人的自我保护意识,改变不良生活方式和行为,增进健康。通过三级预防策略,避免和减少健康的危险因素,做到早发现、早诊断、早治疗,对疾病进行干预,防止病情恶化,预防并发症的发生,防止伤残,积极恢复健康。

3. 提高生活质量 护理的目标不仅仅是疾病的好转、寿命的延长,而应促进老年人在生理、心理和社会适应方面的完美状态,提高生活质量,在健康基础上长寿,体现生命的意义和价值。

4. 做好临终关怀 对待临终老年人,护理人员应综合评估、分析、识别、预测并满足临终老年人的需求,从生理、心理和社会多方面做好服务,确保老年人生命终末阶段有人陪伴和照料,能够无痛苦、舒适地度过人生的最后时光,并给家属以安慰,让他们感受到医护人员的关心和爱护。

四、老年护理的原则

老年护理工作有其特殊性和专业要求,为了实现老年护理目标,在护理实践中应遵循相关的护理原则。现代护理学基本理论如需要理论、系统理论、自理理论等,为护理实践活动提供了总的方向和方法论指导,可作为制订老年护理原则的依据。

1. 满足需求 健康与人的需求满足程度成正比。因此,护理人员首先应满足老年人的各种需求。护理人员应增强对老化的认识,将正常和病态老化过程及老年人独特的心理、社会特性与护理学基础知识和技术相结合,及时发现老年人现存的和潜在的健康问题和各种需求,使护理活动能及时提供满足老年人的各种需求,从而有助于老年人的健康发展。

2. 社会护理 老年护理的对象不仅包括老年病人,还应包括健康的老年人及老年人的家庭成员、家庭照料者。因此老年护理必须兼顾到医院、家庭和人群,老年护理工作不仅仅是在病房,而且也应包括社区和全社会。从某种意义上讲,家庭护理和社会护理更有其重要性,因为不但本人受益,还可大大减轻家庭和社会的负担。

3. 整体护理 老年人的健康受生理、心理、社会适应能力等多方面因素的影响,尤其老年病

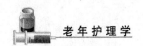

具有临床表现不典型、多种疾病并存、病程长、病情重、易发生并发症等特点,所以护理人员必须树立整体护理的理念,研究多种因素对老年人健康的影响,提供多层次、全方位的护理。一方面要求护理人员对病人全面负责,在护理工作中注重病人身心健康的统一,解决病人的整体健康问题;另一方面要求护理业务、护理管理、护理制度、护理科研和护理教育各个环节的整体配合,共同保证老年护理水平的整体提高。

4. 个体化护理　衰老是全身性的、多方面的、复杂的退化过程,影响衰老和健康的因素错综复杂,老化程度因人而异,老年个体的健康状况差别很大。因此,护理人员既要遵循一般性护理原则,又要注意因人施护,执行个体化护理的原则。

5. 早期防护　老年慢性病一般多与不良的生活方式和行为有关,而且发病演变时间长,如高脂血症、动脉粥样硬化、高血压、糖尿病、骨质疏松症等一般均起病于中青年时期。因此,一级预防应该及早进行,老年护理的实施应从中青年时期开始入手,进入老年期更加关注。要了解老年人常见病的病因、危险因素和保护因素,采取有效的预防措施,防止老年人疾病的发生和发展。对于慢性病病人、残疾老年人,根据情况实施康复医疗和护理的开始时间也越早越好。

6. 持之以恒　随着衰老,加之老年疾病病程长,合并症、并发症及后遗症多,多数老年病人的生活自理能力下降,有的甚至出现严重的生理功能障碍,对护理工作有较大的依赖性,老年人需要连续性照顾,如医院外的预防性照顾、精神护理、家庭护理等。因此,开展长期护理(longterm-care)是必要的。对各年龄段健康老年人、患病老年人均应做好细致、耐心、持之以恒的护理,减轻老年人因疾病和残疾所遭受的痛苦。缩短临终依赖期,对生命的最后阶段提供系统的护理和社会支持。

五、老年护理的道德准则与执业标准

(一) 老年护理的道德准则

老年人由于生理、心理、社会的特殊性,使他们处于弱势群体。因此,老年护理是一种更具社会意义和人道主义精神的工作,对护理人员的道德修养提出了更严格的要求。奉献、尊重、关怀、真诚、平等是老年护理道德的基本原则。

1. 奉献精神　老化使老年人感知觉功能下降,依赖性增强;老年人常患多种慢性疾病,病程冗长,使护理工作变得更为繁重;且老年人已形成的人格类型难以改变,人生观、价值观也可能与现代护理人员的自身观念不同。这一切使老年护理工作更为艰辛,所以奉献精神是从事老年护理工作者首先必须具备的素质。

2. 尊老敬老　尊重是每个人的需要,老年人更加如此。不论在何种情况下,护理人员都必须关心、尊重、理解老年人,努力为老年人提供最佳护理服务。老年人一生操劳,对社会作出了很大的贡献,理应受到社会的尊重和敬爱,医护人员必须为他们争取各种权利。

3. 热忱服务,一视同仁　热忱服务是护理人员必须的工作态度,也是尊老爱老的具体表现。在护理工作中要始终贯穿诚心、爱心、细心、耐心的原则,尽量满足需求,保证老年人的安全和舒适。对老年人应一视同仁,无论职位高低、病情轻重、贫富贵贱、远近亲疏、自我护理能力强弱,都要以诚相待,尊重人格,体现公平、公正的原则,并提供个性化护理,始终给老年人留下亲切温和、热情、可信的感觉。

4. 高度负责,技术求精　老年人许多疾病临床表现不典型,加之病情发展迅速,病人反应迟缓,很容易延误病情。这不仅要求护理人员具有较高的专科护理知识水平和娴熟的护理操作技

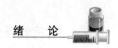

能,更要有强烈的责任心。在护理中要做到仔细、审慎、周密,才能及时准确发现、判断病情变化,处理各种复杂的问题。尤其在独自进行护理时,要认真恪守"慎独"精神。

（二）老年护理执业标准

老年护理人员必须通过学校教育、在职教育、继续教育和岗前培训等增加老年护理的知识和技能。我国尚无老年护理执业标准,目前主要参照美国的老年护理执业标准,该标准是1967年由美国护理协会提出,1987年修改而成。本标准是根据护理程序制定的,强调增强老年人的独立性及维持其最高程度的健康状态。

六、老年护理的发展

老年护理的发展起步较晚,它的发展大致经历以下4个时期:①理论前期(1900~1955年),这一时期没有任何理论作为指导护理业务活动的基础;②理论基础初期(1955~1965年),随着护理专业的理论和科学研究的发展,老年护理的理论也开始建立、发展,出版了第一本老年护理教材;③推行老年人医疗保险福利制度后期(1965~1981年),这一时期老年护理的专业活动与社会活动相结合;④全面发展和完善的时期(1985年至今),老年护理学全面发展,形成了比较完善的老年护理学理论,用以指导护理实践。

（一）国外老年护理发展

老年护理作为一门学科,最早出现于美国。1900年,老年护理作为一个独立的专业需要被确定下来,1961年,美国护理协会设立老年护理专业小组。1966年,成立了"老年病护理分会",确立了老年护理专科委员会,老年护理真正成为护理学中一个独立的分支,形成了比较成熟的老年护理专业。1975年开始颁发老年护理专科证书,同年创办《老年护理杂志》,"老年病护理分会"更名为"老年护理分会",服务范围由老年病人扩大至老年人群。1976年,美国护理协会提出发展老年护理学,从护理的角度与范畴执行业务活动,关注老年人对现存和潜在的健康问题的反应。美国老年护理的发展,对世界各国老年护理的发展起到了积极的推动作用。在许多国家,老年护理内容是大学本科护理课程中一个重要的组成部分,而且有老年护理专业的硕士学位和博士学位的项目。美国护理协会每年为成千上万名护理人员颁发老年护理专科证书。

（二）各国老年护理模式的发展

1. 日本　近30年来,日本对高龄化社会进行探索,建立医疗、保健、福利、介护、教育等一系列福利措施,提供"医院—社区护理机构—家庭护理机构"的一条龙服务,建立"疾病护理—预防保健—生活照顾"为一体的网络系统,其家庭护理制度非常完善。

2. 澳大利亚　老年医疗服务体系主要以区域为基础,设置区域医院—老年护理机构—老年护理服务网络。医院与社区紧密结合,医师、护理人员之间保持着密切的联系,共同为老年人提供医疗护理服务。

3. 美国　老年护理模式有社区诊所、附属医院、附属于某机构的社区护理中心等。老年人医疗保健工作主要以社区医疗服务为主,许多社区服务中心拥有大量的义务健康教育者,为老年人提供健康保健及生活服务。

（三）我国老年护理的发展

据记载,我国老年医疗、强身、养生活动已有3 000多年历史,但作为现代科学的中国老年学与老年医学的研究始于20世纪50年代中期。我国老年护理长期以来被划入成人护理范围,发展

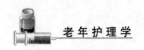

较慢。80年代以来,我国政府对老年工作十分重视,卫生部、民政部、国家科委以及各级政府都在政策指引、机构发展、人力配备、国内外交流、人才培养和科研等方面给予关心和支持,成立中国老龄问题委员会,建立老年学和老年医学研究机构,大为有力地促进了我国老年学的发展,老年护理学也随之得到了重视和发展。

中国老年护理体系的雏形是医院的老年病人护理,如综合性医院设立的老年病科,主要按专科收治和管理老年病人。20世纪80年代中期,在一些大城市设立老年病专科医院与老年病门诊,按病情的不同阶段提供针对性的护理,即集疾病预防、治疗、护理和临终关怀为一体。我国是世界上老龄人口绝对数最多的发展中国家,经济欠发达,老年护理院、老年医院起步较晚。从1984年起,北京、上海、广州等城市相继成立了老年病医院,沿海城市的一些街道还成立了老年护理中心,对管辖区域内的高龄、病残、孤寡老年人提供上门医疗护理服务,设立家庭病床。对老年重病人建立档案,定期巡回医疗护理,老年人可优先入院并接受相应的治疗、护理和临终关怀服务。据1991年卫生部统计,全国有家庭病床60.8万张,其中81.2%为老年人占用。为了迎接老龄化社会的挑战,党和国家高度重视老年护理学的发展,近年来,老年专科护理书籍陆续出版,如《老年中医护理学》、《老年骨科护理学》、《老年护理学》等。

随着我国人口老龄化问题日益严重,老年护理遇到前所未有的挑战,我国老年护理的发展还远不能满足老年人的需求,老年护理研究进展缓慢,老年护理教育还比较滞后,在中国还没有老年护理资格证书的考试,老年护理专业人员的数量不足、质量不高。因此,我们应借鉴国外的先进老年护理经验,重视老年护理教育和专业老年护理人员的培养,构建具有中国特色的老年护理理论与实践体系,不断推进我国老年护理事业的发展。

(四) 老年护理的发展趋势

1. 老年护理的发展会逐步引导人们观念的转变,充分认识老年护理的必要性、特殊性及专业性。

2. 老年护理人员具有角色功能,老年护理人员除了自身的专业角色之外,有时还要承担健康保健人员、老师、训练者、研究者,甚至是社会活动者等角色,以最大程度满足老年人的需要。服务对象也由过去的老年人群扩展为老年人及其主要照顾者,还要承担主要照顾者的咨询和教育,研究他们的压力和需要等。

3. 学科间的合作加强,老年护理人员与其他专业人员的关系越来越密切,因为老年人群的服务不仅停留在医院里,还涉及到社会多个部门。老年护理学将是多门领域之间的结构重组。老年护理人员除了强调自己的专业之外,还要学会与其他学科的合作,为老年人提供优质的护理服务。

4. 随着老年护理学的发展,研究内容由注重延长生命到注重提高生命的质量,在传统养老观念的基础上新的护理观念已逐步形成。

第三节　老化理论

老化是指随着时间的推移,机体细胞分裂、生长、成熟后的变质和功能逐渐丧失的过程,是一种普遍存在的生命现象。人口老龄化的迅速发展,关于老化的理论研究也迅速发展起来,到目前为止,尚不能用一种理论加以解释,老化很可能是多种因素综合作用的结果。

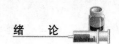

一、老化的生物学理论

老化的生物学理论主要研究老化过程中生物体生理改变的特性与原因。该理论认为:生物体的生理性老化现象的产生是由于细胞内基因或蛋白质发生改变、代谢产物堆积、细胞功能改变或衰退、细胞停止分化与修复,最终导致细胞死亡。主要的理论有基因学说论、分子串联理论、神经内分泌理论、长寿与衰老理论、免疫理论、自由基理论等。

(一) 基因学说论

基因学说论是生物学论述衰老的主要理论,包括细胞定时老化论、基因程控理论、基因突变论等。

1. 细胞定时老化论　细胞定时老化论认为生物体内细胞基因有固定的生命期限,并以细胞分裂的次数来决定个体的生命。例如,人类的生命期限被设定为 120 年,这期间正常细胞分裂约 50 次,达到最高分裂次数后就停止分化,细胞开始退化、衰老,导致人体老化,最终死亡。

2. 基因程控理论　基因程控理论认为衰老的过程在机体内类似一种"生物钟",即衰老过程是按一定的程序逐渐展开的。目前科学实验已经证实这个"生物钟"就是细胞核内的脱氧核糖核酸(DNA)、脱氧核糖核酸中的"衰老基因"控制着生物个体的衰老过程。基因程控理论可以用来解释不同种类的生物寿命不同,同一种生物有着大致相同的平均寿命和最高寿命。我国人口的平均寿命在 73 岁左右。

3. 基因突变论　基因突变论则认为老化的机制是体细胞基因突变或 DNA 复制错误引起的老年人体细胞特性的改变,引起细胞功能紊乱和减退,导致人体老化。

(二) 分子串联理论

分子串联理论是 Bjorksten 于 1942 年提出。该理论认为老化是生物体内胶原蛋白、弹性纤维、酶、DNA 串联的结果,串联的分子成分附着于 DNA 分子的单链上,使细胞丧失运输电子和排泄废物的能力,胶原蛋白失去弹性和功能,使组织器官功能衰退。此理论可以用来解释老年人为什么容易发生动脉粥样硬化及皮肤松垂现象。

(三) 神经内分泌理论

神经内分泌理论认为大脑和内分泌腺体的改变是衰老的重要因素。随着年龄的增长,下丘脑发生明显的老化性改变,脑细胞数与脑体积也随之减少,这些改变影响了其他内分泌腺的功能与多种代谢,使机体的新陈代谢减慢及生理功能减退,机体逐渐出现衰老和死亡。因此,有学者认为下丘脑就是"老化钟"的所在部位。随着年龄的增长,人体脑细胞的数量逐渐减少,到 60 岁左右其数量减少接近一半,与此同时运动神经和感觉神经的传导速度也随着年龄的增长而减慢,此外,有关脑体积的研究表明脑萎缩的发生率也随着年龄的增长而上升。

(四) 长寿与衰老理论

长寿与衰老理论是老化的重要生物学理论之一。Kohn 于 1982 年提出用来解释老化、健康观、健康行为之间关系的衰老理论。该理论认为,当人开始衰老时,自然会伴有疾病。此理论不仅研究人类长寿的原因,更注重研究提高老年人的生活质量。认为健康长寿者均与下列因素相关:遗传因素、物理因素、终身参与运动、适量饮酒、饮食因素、社会环境因素等。其中最主要的因素是遗传。

(五) 免疫理论

免疫理论于 1962 年由 Walford 和 Burnet 提出。他认为老化与机体免疫功能减退和自身免疫

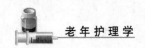

增强有关。随着年龄的增长,体内细胞发生突变的概率增高,这种突变的细胞含有不同于正常细胞的异常蛋白质,被机体误认为外来的异物,因而激发机体发生免疫反应而产生抗体,称为自体免疫反应。在机体老化的过程中,T 细胞功能减退,不能有效地抑制 B 细胞,导致机体自我识别功能障碍,自身抗体过多产生,对外来异物的反应能力也降低。因此,老年人感染性疾病、类风湿关节炎和恶性肿瘤的发生率明显增加。

(六)自由基理论

自由基理论是 Harman 于 1956 年提出。该理论认为老化是由于细胞代谢过程中自由基产物对机体有害作用的结果。随着年龄的增长,人体内自由基水平也随之增高,其诱导产生的有害物质不断积累,而机体对自由基的防御能力却逐渐下降,从而引起体内各种生理功能障碍,最终促进机体的老化和死亡。

二、老化的心理学理论

老化的心理学理论主要探讨和解释老化过程对老年人的认知过程、智力行为与学习动机的影响。其相关的理论主要解释行为是否受老化影响、老化如何影响行为、老年人如何应对衰老等。老化的心理学理论主要包括人的需求理论、自我概念理论、人格发展理论。

(一)人的需求理论

人的需求理论中最具有代表性的是美国著名心理学家马斯洛(Maslow)的人类基本需要层次论。他认为人类要生存和发挥其功能,必须满足一些基本需要,按其重要性和发生的先后顺序分为 5 个层次,由低级到高级分别为生理的需要、安全的需要、爱与归属的需要、自尊的需要、自我实现的需要。该理论认为只有当较低层次的需要得到满足之后,更高一层次的需要才会出现,不同的人生阶段有不同的需要,这些需要不断变化,总是向更高层次发展,而老年人对高层次需要更为迫切。当一个人年老时,能达到自我实现状态,所表现的行为特征是独立、自主与拥有和谐的人际关系,这就是成功的老化表现。当环境的变化不够或刺激不足时,老年人的身体、心理及社会发展等方面便无法达到成功老化。

(二)自我概念理论

自我概念理论强调一个人的自我,包括思想、情感和行为 3 个方面。自我概念是个人对自己角色功能的认知和评价。每个人在社会中同时扮演多种不同的角色,而且在人生的不同阶段其扮演的角色也不同,扮演的角色不同,自我概念也不一样。进入老年期,社会角色、家庭角色的多重改变加上生理健康衰退,自我概念发生改变,导致对自己角色功能的认识与评价减弱,从而出现老化的心态。

(三)人格发展理论

精神科医师艾瑞克森(Ericson)的人格发展理论(life - course and personality development theories)将整个人生过程从出生到死亡分为 8 个主要阶段,即婴儿期、幼儿期、学龄前期、学龄期、少年期、青年期、成年期和晚年期。每个发展阶段都有特定的发展任务,若能顺利完成,个体将呈现正向的自我概念及对生命的正向态度,人生则趋向成熟和完美;反之,个体将呈现负向的自我概念及对生命的负向态度,人生则出现失败的停滞或扭曲发展现象。老年阶段的任务主要是发展自我整合。他认为老年人在此时期会回顾和评价自己过去的经历。如果对自己的一生评价都是自我完整,则此老年人将对老年生活具有适应和圆满的生活态度;若是对以往懊丧,老年人将失

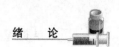

去自我,则会对老年生活失去信心,出现惊恐不安,甚至绝望。

老化的心理学理论可以帮助护理人员理解老年人的行为表现,分析老年人的基本需求。运用这些理论对老年人进行健康教育,使其采取良好的生活方式,预防晚年的功能减退,保持良好的生活质量和健康状态。

三、老化的社会学理论

老化的社会学理论着重研究和探讨社会活动、社会期待、社会制度及社会价值观对老化过程适应的影响。老化的社会学理论包括隐退理论、活跃理论、次文化理论、持续理论、年龄阶层理论等。

(一)隐退理论

隐退理论由卡明(E. Cumming)和亨利(W. Henry)于1961年提出。该理论认为社会平衡状态的维持,取决于社会与老年人退出相互作用所形成的彼此有益的过程,这一过程是社会自身发展的需要,也是老年人本身衰老的必然选择。老年人从社会角色与社会系统中隐退,是成功老化必须经历的过程,也是促进社会进步、安定、和谐及人类生命代代相传的完善途径。此理论可用以指导老年人适应退休带来的各种生活改变。

(二)活跃理论

活跃理论由哈维格斯特(Havighurst)等人于1963年提出。该理论认为社会活动是生活的基础,人们对生活的满意度是与社会活动紧密联系在一起的,老年人若能保持参与社会活动的最佳状态,就可能充分地保持老年人生理、心理和社会等方面的活力,更好地促进老年人生理、心理和社会等方面的健康发展。活跃理论建议个体积极参加社会活动,寻找新角色、新关系、新爱好与兴趣取代已经失去的原有角色功能,以证明自己并未衰老。因此,老年人积极参与社会活动,贡献自己的才能,其晚年生活满意度就会提高。

(三)次文化理论

次文化理论由罗斯(Rose)于1962年提出。该理论认为老年人在社会团体中是一群非主流人群,他们有着自己特有的文化特质,自成一个次文化团体。有研究指出,同一文化团体中的群体间的互相支持和认同能促进适应老化。

(四)持续理论

持续理论由 Neugarten 等人于1968年提出。主要探讨老年人在社会文化约束其老年生活时,其生理、心理及人际关系等方面的调适,更加注重的是老年人的个体差异。该理论认为,个体在成熟过程中会将某些喜好、特点、品味、关系及目标纳入自己人格的一部分。人格会随年龄的增加而持续地动态改变,个体如果能适时改变人格,适应人生不同阶段的生活,则能较成功地适应老化过程。

(五)年龄阶层理论

年龄阶层理论(age stratification theory)由美国学者赖利(MW. Riley)等人于1972年提出。该理论按一定年龄间隔将人群分成不同的年龄阶层。主要观点有:①同一年代出生的人不仅具有相近的年龄,而且具有相近的生理特点、心理特点和社会经历。②新的年龄层群体不断出生,因经历的社会环境不同,对历史的感觉也不同。③社会根据不同的年龄和其扮演的角色而分为不同的阶层。④每一个人都是从属于一个特定的年龄群体,而且随着成长不断地进入新的年龄群

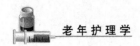

体,社会对不同的年龄群体赋予的角色、所寄托的期望也会发生相应的变化。因此,一个人的行为变化必然会随着所属的年龄群体的改变而发生相应的改变。⑤人的老化过程与社会的变化之间的相互作用是呈动态的,老年人与社会也是不断地相互影响。而同一年龄阶段的老年人之间相互影响其老年社会化过程,使得老年人群体间拥有某些特定的普遍行为模式。老年人的人格与行为特点是一个群体相互影响的社会化结果。

　　了解社会对老化的影响。在收集基本资料时注重老年人的家庭、文化、经济、职业等背景,对制订、完成护理计划有着极其重要的意义。将帮助护理人员从"生活在社会环境中的人"这个角度看待老年人,了解社会对老年人的影响,促进护理人员帮助老年人适应晚年生活。

　　【护考链接】

　　1. 老年人的年龄划分标准。

　　2. 老龄化社会(国家)或地区的划分标准。

　　3. 我国人口老龄化的特点。

　　4. 马斯洛人类基本需要层次论的内容及特点。

　　【课后练习】

1. 世界卫生组织关于年龄的划分,下列哪项不正确(　　　)

　　A. 35 岁以下为青年人　　　　B. 45~59 岁为中年人　　　　C. 60~74 岁为老年人

　　D. 75~89 岁为老老年人　　　　E. 90 岁以上为长寿老年人

2. 下列关于人口老龄化趋势的说法哪项不正确(　　　)

　　A. 人口老龄化是人口年龄结构的老龄化

　　B. 发达国家 60 岁以上人口占总人口的 10% 以上为老龄化社会

　　C. 老年人口重心从发达国家向发展中国家转移

　　D. 高龄老年人增长速度快

　　E. 老年妇女是老年人口中的多数

3. 老化钟在(　　　)

　　A. 小脑　　　　B. 下丘脑　　　　C. 垂体　　　　D. 肾上腺　　　　E. 中脑

4. 中国人口老龄化带来的问题是(　　　)

　　A. 社会负担加重　　　　B. 传统养老模式加强　　　　C. 保健服务需求减少

　　D. 社会保障费用减少　　　　E. 人口代际结构模式呈"倒金字塔"形的 1∶2∶4 模式

5. 下列哪种理论主张"天下没有不散的宴席"(　　　)

　　A. 活跃理论　　　　B. 退隐理论　　　　C. 持续理论

　　D. 次文化理论　　　　E. 角色理论

(曹美玲)

第一章 老年人躯体健康评估

◉学习目标

识记:老年人健康评估的原则和注意事项;老年人健康评估的内容;疼痛评估的方法;老年人日常生活活动功能评估的层次及方法。

理解:老年人各系统的老化改变及护理评估;跌倒、疼痛、尿失禁、大便失禁、老年性耳聋、老视及老年性白内障发生的原因、预防和护理。

运用:能熟练运用躯体健康评估的方法,为老年人实施躯体健康评估。

【案例】

老年科医师现接到骨科会诊申请,要求为该科一位80岁已行关节置换术的老年女性病人会诊。病人2个月前在家中不慎跌倒,入院后行关节置换术。病人合并有2型糖尿病、原发性高血压等疾病,目前伤口已拆线。入院前病人能独自生活,经常参加社区和单位组织的各种活动。现在病人不能独自下床活动,且经常记不清自己东西的位置,并常自言自语,向陪护和家人哭诉,对医师和护理人员的工作非常挑剔。

病人的老伴3年前去世,有3个子女,平均每月回家探望病人1次或2次。

问题探讨:

1. 如何对该病人进行健康评估?需要评估的主要内容有哪些?

2. 对老年病人进行健康评估时有哪些注意事项?

第一节 概 述

老年人的健康评估过程与成年人是相同的,但是老年人的生理功能衰退,认知能力下降,沟通能力减弱,思维和语言表达逐渐模糊,同时老年期慢性病发病率较高。因此,护理人员在评估老年人的健康状况时,面临更多困难,护理人员应注意态度更亲切、询问更耐心、观察更仔细,以达到准确收集病人健康信息的目的。

一、老年人健康评估的原则

(一) 认识老年人身心变化的特点

1. 区分生理性与病理性改变 随着年龄增长,机体发生于分子、细胞、器官和全身的各种退行性变化,属于生理性改变;而各种病因导致老年性疾病引起的变化,属于病理性改变。

2. 认识心理过程的规律性的变化 在认知方面,学习新知识的能力、机械记忆力、思维的敏捷性等不及成年人;在情感方面,易出现焦虑、抑郁、自卑、孤独等心理问题;在人格方面,易出现

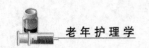

人格整合不良、被动依赖等人格特征。

（二）正确认识老年病人实验（室）检查结果

在临床工作中,护理人员应明确老年人实验室的异常可能有以下几种情况:①由于疾病引起的异常改变;②受服用的某些药物的影响;③正常的老年期变化。护理人员应通过长期观察和反复检查,正确解读检查数据。

（三）认识老年人疾病的非典型表现

老年人感受性降低,加之常并发多种疾病,因而常没有典型的症状和体征,给老年人疾病的诊断治疗带来一定的难度,容易出现漏诊、误诊。因此,对老年人要重视客观检查,特别是生命征和意识状态的检查。及时发现病情变化,为疾病的诊治提供依据。

二、老年人健康评估的注意事项

1. 仔细观察老年人的外貌、意识状态、体位、步态,以便选择最佳方式进行评估。为了使询问不受干扰,应安排安静而舒适的环境。

2. 老年人反应较慢、记忆力较差、行动缓慢,因此护理人员要有耐心,准备好充足的时间和老年人交谈。如果老年人比较疲劳,评估可分数次完成。交谈不宜在老年人就餐或其他不方便的时间内进行,以免引起对方烦躁不安。

3. 为了融洽评估时的气氛,交谈开始时应有礼貌的称呼对方并作自我介绍,使老年人感到亲切。交谈时,护理人员应坐在被评估的老年人正前方,以便让老年人可以看到护理人员口形的变化,以利于对问题的理解,这对有听力障碍的老年人尤其重要。

4. 被评估的老年人如有功能及认知的障碍,不能以傲慢、不耐烦的态度对待。对外观异常或有缺陷的老年人,不显露惊奇或厌恶的神态,仍应以礼相待。老年人感官退化、反应迟钝,因而所问的问题可能需要重复数次,应给老年人充分的时间来回答问题。对有视力、听力障碍的老年人,在交谈时应鼓励其戴上眼镜或助听器,必要时使用笔谈及配合手势,帮助老年人理解谈话的内容和目的。

5. 评估时要注意和老年人的沟通技巧,语言要通俗易懂,问题要简单明了,避免使用对方听不懂的医学术语,最好使用被评估者所惯用的语言。与老年人说话时,避免声调过高,不可大声喊叫,以免使重听的老年人发生更大的混淆。说话时速度应减慢,以适合老年人退化的感官。适当地使用触摸技巧,以使老年人放松情绪并集中注意力交谈。

6. 对于重症、意识不清的病人,可和其家属、亲友进行沟通,以获取被评估者的资料。

7. 有关老年人心理、社会方面的评估资料,护理人员应坦诚而客观的接受其提供的信息,对老年人不恰当的观点不宜直接批评,但可婉转地引导其接受正确的观点。尊重老年人的隐私权,对其不愿谈及的内容,不要继续追问。

三、老年人健康评估的内容

老年人健康评估是为了制订便于对老年人实施护理的综合性计划而进行的一个多维、多学科的诊断过程,即以一系列评估量表为工具,全面而详尽地对病人的认知、情感、生活能力、社会功能、经济条件、生活环境以及心理状态等方面进行评估。该综合评估强调老年人机体的整体功能活动能力和生活质量。老年人健康评估的主要内容包括躯体健康、心理健康、社会功能及综合反映这三方面功能的生活质量评估。本章将讲述老年人躯体健康评估,心理社会健康评估及生活质量综合评估将在下一章节讲述。

第二节　老年人躯体健康的综合评估

护理人员通过对老年人细致的观察和全面而有重点的体格检查,可以更好地了解其身体状况,为进一步形成护理诊断、制订护理计划提供依据。对老年人进行躯体健康评估时,除了生理功能以及疾病本身外,还要对其日常生活能力即自理程度进行评估。

一、健康史采集

(一)基本资料

基本资料包括姓名、性别、出生日期、籍贯、民族、职业、婚姻状况、文化程度、经济状况、联系人、联系地址及电话、入院时间、入院方式、入院诊断等。

(二)目前健康状态

1. 本次就诊主要的症状及诱发因素。

2. 症状发生时间、持续时间、有无加重或缓解的因素。

3. 病情发展及演变情况、有无其他伴随健康问题。

4. 患病后曾在何时何地就诊、做何检查和处理、效果如何。

5. 现存疾病及健康问题对目前生活的影响情况。

(三)既往健康状态

1. 既往曾患何种疾病,尤其与现在所患疾病有密切关联的疾病。例如,冠状动脉粥样硬化性心脏病(冠心病)病人有无原发性高血压、糖尿病史;肝硬化病人有无病毒性肝炎病史;肾功能不全病人有无慢性肾炎病史。

2. 有无外伤及手术史。

3. 有无食物或药物过敏史。

(四)影响健康的危险因素

1. 不良嗜好　如抽烟、大量喝酒,夜间喝浓茶、咖啡,喜食高糖、高脂肪食品等。

2. 不良生活习惯　如不讲究个人卫生、睡眠时间不足、不注意劳逸结合等。

(五)家族史

注意询问家族成员中患传染病、遗传性疾病情况,以及是否患有和老年人一样的疾病。

(六)心理、社会方面情况

1. 老年人外表行为、思维过程、语言沟通能力。

2. 对客观事物的反应和态度。

3. 人格类型,如独立或依赖、紧张或松弛、主动或被动、积极或消极、内向或外向、热情或冷淡等。

4. 个人价值取向及宗教信仰。

5. 家庭情况,包括配偶、子女、生活方式、老年人在家庭中所处的地位等。

二、身体各系统评估

(一)呼吸系统

1. 解剖结构和生理的改变　肺组织的容量和重量减少,弹性减低,肺泡膜变薄,部分肺泡融

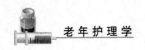

合成肺大疱,肺毛细血管减少;小支气管周围组织退行性变,管腔狭窄;肋软骨失去弹性,脊柱后弯,胸腔前后径增加,辅助呼吸肌张力减小。这些改变导致肺活量减少,残气量增加,动脉血氧分压(PaO_2)下降。

2. 护理评估　运动后易呼吸急促和疲劳,体力明显不如青壮年;易患呼吸道感染,反复发作,持续时间长,可致慢性支气管炎、阻塞性肺气肿、慢性肺源性心脏病等;体检可见胸廓呈桶状,肺部叩诊呈过清音,听诊肺呼吸音减弱,合并感染时肺部可闻及干、湿啰音。

（二）心血管系统

1. 解剖结构和生理的改变　动脉内膜增厚,血管腔狭窄;平滑肌细胞透明样变性,弹性纤维减少,钙盐沉着,血管变直变脆而且变硬,血管阻力明显增高,收缩压明显升高,舒张压也升高;静脉血管床扩大,静脉壁张力和弹力降低,全身静脉压降低;动脉和静脉的变化,使心脏推动血液循环而需消耗更多能量,加重心脏负担;单位面积组织内有功能的毛细血管数减少,部分毛细血管祥区消失,毛细血管闭塞,影响组织微循环和代谢;心脏结构发生退化,心肌纤维化及淀粉样变性,心肌失去弹性,收缩力减退,心内膜增厚和硬化,瓣膜变硬甚至钙化,影响血流动力学;心脏生理功能普遍减退,心排血量下降。

2. 护理评估　心脏和血管的变化可引起多种心血管病变,如以收缩压升高为主的老年期原发性高血压、冠状动脉粥样硬化性心脏病。体检:老年人因驼背或脊柱侧弯引起心脏下移,可使心尖搏动出现在锁骨中线旁。胸廓坚硬,使得心尖搏动幅度减小。听诊第一心音及第二心音减弱,心室顺应性减低,可闻及第四心音。静息时心率变慢。主动脉瓣、二尖瓣的钙化、纤维化,脂质堆积,导致瓣膜僵硬和关闭不全,听诊时可闻及异常的舒张期杂音,并可传播到颈动脉。

（三）消化系统

1. 解剖结构和生理的改变　老年人牙齿缺失,咀嚼功能下降,唾液分泌减少,影响进食。食管、胃平滑肌蠕动减弱,可发生吞咽反射障碍,胃排空延迟,有时出现胃液反流。胃肠黏膜功能退化,胃酸及消化酶分泌减少。肠道平滑肌蠕动减弱,使肠道内容物水分被过多吸收。

2. 护理评估　消化器官功能退化,老年人食欲缺乏,饭后腹部饱胀不适、嗳气、消化不良。吞咽困难者常发生恶心、呕吐,食物逆流入气管则发生呛咳。胆汁或胃液反流可引起上腹部或胸骨下段有烧灼感。体检可发现腹部胀气,便秘者有时在腹部触及粪块。

（四）泌尿生殖系统

1. 解剖结构和生理的改变　肾实质与重量随增龄而减少,老年人肾重量减少20%~25%。肾小球透明样变性,基底膜增厚,一部分肾小球硬化。肾小管纤维变和透明样变,可发展到管腔堵塞。肾小管弹性纤维增生,内膜增厚,肾血流减少,肾小球滤过率降低。肾小管浓缩功能降低,尿液酸化功能障碍。膀胱小梁增生和小室形成,部分形成膀胱憩室,膀胱容量减少,肌肉萎缩,残尿量增多,易致感染和结石。老年男性前列腺肥大可压迫尿道,甚至造成尿路梗阻。

老年人生殖器官退化萎缩,男性70岁时睾丸缩小到相当于30岁时的一半左右。睾酮的产生随增龄逐渐减少。女性卵巢的重量随增龄逐渐减轻,从成熟期的9 g左右下降到60~70岁时的4 g左右。

2. 护理评估　肾小球滤过率降低使血液中尿素氮(BUN)、肌酐(Cr)升高,内生肌酐清除率(Ccr)降低。肾小管功能降低使老年人昼夜排尿规律改变,夜尿增多,尿比重下降。前列腺增生造成排尿困难、尿流变细、滴沥不尽,严重者可引起肾后性的肾功能减退。老年人的性功能减退,性生活的质量也明显减退,导致性生活减少甚至停止。

（五）免疫系统

1. 免疫功能的改变　免疫是机体的一种防御性反应,其主要作用是识别和清除"异物",保持机体内环境的平衡和稳定。人体的免疫器官有骨髓、胸腺、淋巴结、脾。免疫细胞有 T 细胞、B 细胞、K 细胞、NK 细胞、单核巨噬细胞等。老年人胸腺功能降低,影响 T 淋巴细胞的分化增殖,T 淋巴细胞功能减退,不能有效清除进入体内的微生物。另一方面,老年人调节自身抗体产生的 T 抑制细胞活性减弱,使自身抗体的产生明显升高。

2. 护理评估　老年人因免疫功能减退,机体抵抗力下降,感染的发病率明显增高。尤其是呼吸道和胃肠道的细菌和病毒感染,且易发生革兰阴性细菌的败血症。老年人破伤风的发病率也明显高于其他年龄组,65 岁以上老年人的病死率可高达 80%。由于 T 抑制细胞功能减退,老年人自身免疫性疾病的发病率增高,如特发性艾迪生病、类风湿关节炎、恶性贫血、桥本甲状腺炎等。

（六）内分泌系统

1. 解剖结构和生理的改变　①胰腺重量明显下降,胰腺脂质浸润和胰岛 B 细胞减少,胰岛素分泌减少,葡萄糖耐量减退。②甲状腺组织部分腺泡萎缩,结缔组织显著增多,甲状腺激素的分泌量减少。③性腺组织萎缩,男性睾丸发生纤维化,睾酮分泌减少;女性卵巢体积逐渐缩小,重量减轻,最后渐渐减少为一小片结缔组织,雌激素的分泌逐渐减少至停止。④肾上腺分泌的皮质醇随增龄逐渐减少,尿中 17 - 酮类固醇排泄量也减少,此时即便给予促肾上腺皮质激素刺激肾上腺皮质,其皮质醇的分泌增长值仍比青年人低。

2. 护理评估　①胰腺的生理性退化:使老年人易患糖尿病,加重心血管的病变。②甲状腺的变化:使老年人机体代谢率降低、怕冷、活动力下降,并可加速老化。③睾丸、卵巢的萎缩退化和性腺分泌减少,使性欲减退,性冲动明显降低。但由于体质、健康和外界环境等因素不同,个人的差异较大。④肾上腺皮质醇减少:使肌肉无力、易疲劳、胃液分泌减少、食欲缺乏,并可出现体位性低血压。

（七）感官系统

1. 解剖结构和生理的改变　①眼睑皮肤薄而弹性差,松弛发生皱褶,可引起上眼睑下垂,往往遮住部分角膜。下眼睑皮肤松弛严重者,可引起下眼睑外翻伴随流泪。上眼睑内眦部出现眼睑黄色瘤。角膜退行性改变,类脂物质沉积在角膜周边部实质层,形成角膜老人环。泪腺由于结缔组织增多,泪液的分泌也随之减少。虹膜实质萎缩或变性,虹膜血管硬化。晶状体的体积和重量不断增加,位置前移,使前房深度逐渐变浅,影响房水畅流,易患青光眼。晶状体混浊硬化,即为白内障。玻璃体逐步收缩并出现液化,可导致玻璃体点状或尘埃状混浊,引起眼前黑点飞舞,称为"飞蚊症"。②老年人耳郭的弹性减弱,耳郭表面的皱襞变平,辨别音响的方向能力减低。耳蜗螺旋器(柯蒂器)内的感觉细胞和耳蜗神经元生理性退化,听力随增龄逐渐减退,而且从高频率(8 000~10 000 Hz)开始,每 10 年下降 10~20 dB,超过 60 岁对 4 000 Hz 以上的频率已失去有效的听力,也就是所谓的高音调耳聋。但对低频率的听力,在 60~70 岁时尚能保持正常,而 90 岁以后,尤其是男性,低频率听力也减退。③鼻黏膜萎缩,分泌减少,鼻腔湿度下降,血管壁脆性增加,易发生鼻出血,且嗅觉灵敏度降低。舌的味蕾数目减少、萎缩,味觉的敏感性明显下降。

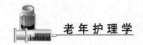

2. 护理评估　①由于眼部各组织的老化,视力逐渐减退,调节功能显著降低,近看较小的字迹模糊不清,夜间或暗光下阅读书报更为困难,且容易眼疲劳,形成所谓"老视眼",俗称"老花眼",需要佩戴凸透镜片予以矫正。一般原有远视眼者,老视出现较早;而原有近视眼者,老视出现较晚。辨色能力减低,尤其是对白色和黄色的区别,以及蓝色和绿色的区别。对光线感觉的耐受性降低,无法忍受强光,对光线明暗的适应度降低。泪腺分泌减少感到眼睛干涩不适。②听觉器官的退化造成老年性耳聋,除对高频率的声音听力变差外,对言语判别能力明显下降,以致和别人交谈时常重复询问说话的内容。③嗅觉和味觉的退化,可引起老年人食欲缺乏,常主诉食而无味、食而不香,以致食量减少,可以造成营养不良。喜欢过多的使用调味品以及食盐,对身体健康不利。

（八）神经系统

1. 解剖结构和生理的改变　老年人 60 岁以后神经元退化明显加速,更新变慢,神经细胞内脂褐素增加,死亡的神经细胞增多,导致大脑逐渐萎缩,重量减轻。据研究,70 岁老年人比青壮年减轻约 5%,80 岁以上减轻 10%,90 岁以上减轻 20%,老年人脑重量减轻总值可高达 50 ~ 150 g,女性比男性明显。但大脑具有很大储备功能,即使最聪明的人,也只动用 1/3 左右的脑细胞,这说明大部分脑细胞处于备用状态。以 80 岁高龄老年人而言,只要有 74% 脑细胞健全,就足以维持其正常智力。只要勤学好思,合理地锻炼身体,保持较好的脑内血液循环,维持大脑细胞的代谢活力和反应能力,就能够减缓脑细胞的衰老过程。

2. 护理评估　由于大脑神经元的退化,脑血流量减少,老年人易疲劳,常诉精力不足、记忆力减退。睡眠质量比青年人差,整夜睡眠觉醒次数多,甚至失眠,白天则感头昏、头晕、行走不稳。神经元退化严重者还可导致老年痴呆,出现行为幼稚、意识混乱等。

（九）皮肤系统

1. 解剖结构和生理的改变　随着增龄,皮肤萎缩变薄、弹性减低,且干燥、粗糙、脱屑,出现皱纹。皮肤色素广泛性增深,皮下脂肪减少,皮下小血管显露,易损伤发生瘀斑。长期受日光照射者,其暴露部位的皮肤变化更为明显,全层表皮变薄,遮盖部位皮肤结缔组织纤维变细,弹性纤维变性;日晒部位变形萎缩,纤维破坏呈颗粒状或融合成块状,最终使皮肤失去弹性,更为纤维化,皮肤的可塑性减低。老年人皮肤血液循环缓慢,汗液分泌减少,皮肤温度较成人低 0.5 ~ 1.0℃。此外皮肤的触觉、痛觉、温觉减低,对刺激皮肤引起的防御反应减弱。

2. 护理评估　皮肤常易受伤,如碰伤、烫伤,对过热或过冷的环境难以忍受。外观出现老年斑、色素沉着或色素脱失,皮肤干燥,皱纹多而深。指甲光泽减少、变黄、变厚、伸长弯曲(指甲钩弯症)。老年人易患的皮肤病有带状疱疹、脂溢性皮炎、光化性角化病、老年性皮肤瘙痒症等。

（十）运动系统

1. 解剖结构和生理的改变　椎间盘萎缩、变薄,脊柱变短、弯曲,使身高降低和姿势改变。椎体、关节软骨边缘常因挤压、磨损而有骨质增生,这些是老年人常见的改变。老年人还易发生骨质疏松,65 岁以上男性发生率为 21%,女性则高达 66%,而 80 岁以上老年人几乎都可发现骨质疏松。其特点为骨小梁变细,皮质变薄,髓腔增宽,骨的脆性增加,易骨折。此外骨骼肌发生老化,肌细胞内水分减少,肌纤维萎缩、变短,肌肉组织减少,骨骼肌总量与体重的比例下降,30 岁男性的肌肉占体重的 45%,而老年人的肌肉可仅占体重的 25%。

2. 护理评估　骨骼、脊柱、关节组织的退化,使老年人颈痛、腰背痛、关节疼痛、关节僵硬活动不灵、弯腰转身及四肢活动范围受限。肌肉的退化使四肢的伸展性和弹性不足,活动力和柔韧度降低,耐力减退,肌肉的张力及强度也减弱,对外界刺激的应激性和传导性也减弱。

三、特别评估

(一)营养状况评估

蛋白质—能量营养不良(protein - energy malnutrition,PEM)是老年人常见问题。据最新研究报道,老年营养不良发生率家庭居住者达5% ~ 10%,住院或老人院居住者高达30% ~ 60%。由于各种急慢性疾病短期或长期影响,营养不良在老年人中有较高的发病率。营养不良可引起机体免疫功能降低、组织器官萎缩以及心情抑郁等,导致病人感染率增加、手术切口愈合延迟、生活质量下降,从而使住院天数、住院费用、病死率增加。营养不良的原因包括疾病、贫穷、社会孤独、抑郁症、痴呆、疼痛、口腔问题、味觉改变及多种药物使用等。

合理的评估包括主观和客观两个部分。主观部分是根据昔日的情况和病史判断,客观部分分为静态和动态两种测定方法。静态测定包括人体测量性指标,如身高、体重、三头肌皮褶厚度、上臂肌周径、肌酐/身体指数、血清蛋白质等。动态测定包括氮平衡、3 - 甲基组氨酸等。

在老年护理工作中,护理人员可掌握以下 2 种简便的营养评估方法。

1. 体重　体重与体内能量平衡密切相关,是营养评价中最简单、最直接、最可靠的指标。评估老年人营养不良最有用的指标是体重减轻或出现食欲缺乏。当体重 1 个月内减轻5%或6 个月内减轻10%,则为有意义的体重减轻。合并体重、食欲改变及衣着松紧等结果是评估老年人营养状况实用、有效的方法。

2. 体重指数(body mass index,BMI)　体重指数 = 体重(kg)/〔身高(m)〕^{2},被认为是反映蛋白质—能量营养不良以及肥胖症的可靠指标。亚洲人的正常值为18.5 ~ 24.0,若 BMI > 24.0 为超重,BMI < 18.5 为慢性营养不良,BMI < 14 的危重症病人存活的可能性很小。

(二)步态与平衡功能评估

在美国,有 20% 老年人有步态或行动方面的问题。75 岁及以上的老年人中有 30% 上楼困难,40% 无法行走 250 m 的路程,7% 需要协助才能行走,每年有 30% 非养老机构的老年人可能发生跌倒。所以,若老年人"在过去 1 年内,曾跌倒在地或撞到其他物品(如椅子或墙壁)"就必须评估其步态及平衡功能。跌倒的预防与护理详见本章第三节老年人常见躯体健康问题与护理。

在门诊,最常用于评估步态的方法是"起立—行走"测试法(get - up and go test)。具体方法为:让受检者坐于直背椅子上,要求受检者尽量不借用扶手站立起来,希望其在站立后能迅速保持静止,然后往前行走 5 m,转身走向椅子,再转身坐回原位。观察重点:坐姿的平衡度、从坐位变直立后的移动情况、行走时的步态和稳定度及是否能稳定转圈。步态的稳定是预测其是否发生再次跌倒的良好指标,其中任一部分不正常即表明功能存在问题。完成时间也可用于评估,称为"timed get up and go"测试。该测试方法同前,请受检者坐稳后开始,尽快走完 3 m 后再坐下。若受检者花费时间大于 20 秒,需进一步评估,在 15 秒内完成,则为正常。若受检者能在 10 秒内完成,即可预知 1 年内的日常生活活动功能(ADL)将维持稳定。

除上述步态评估可观察部分平衡功能外,站立时的平衡性还可用改良式的 Romberg 方法来检测。该方法为两脚分开同肩宽,若受检者可保持平衡,可将两脚并拢,甚至将一脚往后移动半

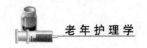

脚长的距离(semi - tandem stand),最后将一脚脚跟与另一脚脚尖接拢(tandem - stand),每一步骤分别评估睁眼与闭眼的平衡性。随着脚步的移动,受检者保持平衡的难度提高。此项检查可评估病人平衡功能失常的可能原因,如关节炎、周围神经病变、足部问题、血管硬化、脑卒中、肢体无力及疼痛等。

（三）上肢功能评估

手部正常功能是维持一个人独立生活的重要部分,老年人若手部功能异常,则其依赖社会健康资源或居住养老机构的比例会明显增加。临床上简单的手部检查方法是:检查者将自己的两个手指置于受检者掌中,要求对方紧握,测试受检者握力的强度。两手指夹东西力量评估:要求受检者以拇指和示指夹住一张纸,而检查者施力将纸抽出以检测其力量。

肩部功能评估:要求受检者将两手交叉置于枕后或相扣置于下背部,若能顺利完成,则表示肩部关节活动范围尚属正常;若有疼痛、无力等症状,则需进一步评估。

（四）尿失禁的评估

社区老年人中有15%～30%存在尿失禁,而疗养机构里的老年人该比例则高达50%。来自洛阳市女性尿失禁的流行病学调查显示,洛阳市女性尿失禁患病率为31.33%,且患病率随年龄增加而升高。女性尿失禁比例约为男性的2倍。老年人常不会、也羞于陈述尿失禁问题,所以护理人员应主动询问,如"在过去1年中你是否曾经尿液漏出而浸湿裤子?"若答"是",则继续询问"不自主漏尿是否多达6日以上?",若两题均答"是",则是真性尿失禁。有尿失禁主诉的人群中,真性尿失禁的比例女性达79%,男性达76%。尿失禁可以通过骨盆肌肉训练、定时排尿、控制液体进食量、生理反射及药物治疗等加以控制。

四、日常生活活动功能评估

（一）日常生活活动功能评估的内容

日常生活活动功能评估分为3个层次,即基本日常生活活动功能(activity of daily living,ADL)、工具性日常生活活动功能(instrumental activity of daily living,IADL)与高级日常生活活动功能(advanced activity of daily living,AADL)。

1. 基本日常生活活动功能评估　包括衣(穿脱衣、鞋,修饰打扮)、食(进餐)、行(行走、变换体位、上下楼梯)、个人卫生(洗漱、沐浴、如厕、控制大小便)。参见附录量表一。

2. 工具性日常生活活动功能评估　包括购物、家庭清洁、使用电话、做饭、洗衣、旅游等。参见附录量表二。

3. 高级日常生活活动功能　主动参加社交、娱乐活动、职业等。

（二）常用的评估工具

1. 改良巴氏指数评定表。

2. 工具性日常生活能力评估(IADL)。

3. 功能活动问卷(FAQ)。

医护人员在使用这些工具评估老年人日常生活可能发生的问题时,可同时决定其需要何种程度的协助,如护理照顾、个人生活照顾、持续的监护、餐饮的准备或家务的协助等。例如,一位老年人在ADL的沐浴项目是部分依赖时,其家庭往往能提供帮助;若多方面均无法独立执行时,将不能独居,可能需要雇请看护工或送至护理之家照顾。

第三节　老年人常见躯体健康问题与护理

一、跌倒

跌倒(fall)是指无论可否避免,在平地行走或从稍高处摔到在地并造成伤害。据调查,65岁以上的老年人有1/3每年跌倒1次,并且跌倒的发生率有随年龄增长而增加的趋势。意外事故是老年人死亡的最常见原因,而跌倒被认为是最常见的意外事故。老年人跌倒易造成下肢骨折,其不仅要遭受手术治疗带来的创伤和骨折本身的痛苦,更重要的是,很多老年人被迫长期卧床,发生压疮、肺炎、肌萎缩、下肢静脉血栓等并发症,甚至因此而死亡。跌倒对老年人的身体产生严重伤害的同时也给心理上带来负面影响,并导致医疗费用大大增加,给家庭和社会带来很大的负担,所以应引起我们足够的重视。

(一)跌倒的原因

老年人跌倒已成为诱发其死亡的重要因素之一,对老年人健康生活造成严重危害。而导致老年人跌倒的原因主要有两方面,分别是自身因素和环境因素,因此预防老年人跌倒必须从这两方面入手。

1. 老年人跌倒的自身因素　①体态的稳定性:人体姿势稳定性有赖于感觉器官、中枢神经系统及骨骼肌肉功能的协调一致。扰乱这一功能系统的任意因素,均能破坏机体的内在稳定性,而成为诱发跌倒的内在因素。如患有退行性骨关节病、风湿性骨关节病,由于骨关节损害可降低身体的稳定,增加了跌倒发生的可能性,而患有帕金森病、小脑功能不全疾病的老年人,其平衡功能较差,也增加跌倒发生的可能性。②某些导致晕厥的疾病:影响脑血流灌注及供氧的心脑血管疾病,如椎基底动脉供血不足,糖尿病病人低血糖、心房颤动、心律失常等可导致头晕、体力不支而跌倒。③药物的不良反应:很多药物影响神志、精神、视觉、步态、平衡、血压等,增加跌倒的发生率。这些药物包括镇静催眠药、抗焦虑抑郁的药物、降压药与利尿药等。

2. 诱发老年人跌倒的环境因素　对于老年人来说,由于存在步态不稳及平衡功能较差的问题,许多环境因素都可以导致跌倒。光滑的地面、松脱的地毯、过道的障碍物等均可使老年人站立不稳而跌倒。过强或过暗的灯光、浴室或楼梯缺少扶手、病室里家具摆放不当等均是构成老年人跌倒的潜在危险因素。

(二)跌倒的预防和护理措施

1. 确立高危人群,加强预见性措施　制订相关规章制度并加以落实,如制订跌倒危险因素的评估标准、高危跌倒病人的预防措施及处理预案、各项预防措施的监督制度及健康宣教制度、高危病人的床旁交接班制度等。让病人或其家属在《预防病人跌倒告知书》上签名,严格落实告知义务。

2. 常规化防范跌倒护理措施　①清理环境中容易导致跌倒的障碍物,并注意固定病床脚刹,脚轮方向朝内,病区走廊、浴室、坐便器旁安置扶手。②将呼叫器及常用物品放在病人随手可及之处,注意及时回应病人的呼叫。③指导病人穿防滑鞋,选择合身的衣裤。④为防止行走时跌倒,地面应保持整洁、干燥,移开暂时不需要的器械,通道和楼梯出口处应避免堆放杂物。⑤沐浴时应使用防滑垫,必要时安放塑料靠背椅,嘱病人不宜在空腹时及饱餐后沐浴。⑥护理人员要加强巡视和指导,必要时应协助病人。⑦在跌倒高发的地方如阶梯、床边、厕所等处张贴醒目的警示牌。

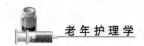

3. 预防老年人身体功能退化所致跌倒　①重视入院宣教,包括环境宣教、安全宣教、疾病宣教、功能锻炼宣教等。通过提问的方式让病人尽快熟悉住院环境。②对行动不便者,行走时要有人搀扶,24 小时专人陪护。外出检查一定要有护理人员陪同。提醒病人生活起居做到:醒后30 秒再起床,起床后 30 秒再站立,站立后 30 秒再行走。

4. 对老年的生活指导　指导老年人适当晒太阳,适时正确使用辅助器具,如使用四角叉、手杖、轮椅等;穿着简单,宜穿棉袜及软底布鞋;病房的物品定位,放置于老年人熟悉的地方。

5. 加强药物指导　对病人使用的各种药物做好详细的宣教,包括每次服药的剂量、时间和方法、不良反应及服药注意事项;对服用降压药、降糖药、镇静催眠类药物,应及时发现异常情况及时防范。

6. 做好心理护理　跌倒后导致的恐惧心理使得病人出现心理障碍,一些老年人认为自己老而无用,害怕再次跌倒造成严重的后果。针对这种心理应鼓励家属多与老年人沟通,做好防跌倒健康教育,对于发生过跌倒或骨折的病人加强心理疏导,解除其恐惧心理,并陪伴或帮助病人一起活动,从而建立其自信心。

二、疼痛

疼痛是影响老年人健康的普遍而重要的问题,而疼痛处理更是一个复杂的临床过程,它需要经过医务人员的正确评估,并在此基础上进行合理的医护干预。

(一) 疼痛的定义及其分类

疼痛是与存在或潜在的组织损伤有关的一种不愉快的感觉或情感经历。疼痛可呈多元性相互交叉的表现,如厌倦娱乐活动、自主活动和社会活动减少、焦虑、抑郁、睡眠混乱、体位异常、食欲缺乏与记忆力减退、分泌功能障碍、穿衣障碍和情绪不佳等。

疼痛最基本的分类是根据其持续时间的长短,分为急性疼痛和慢性疼痛。急性疼痛一般来说都很剧烈,通常是由意外伤害、外科手术、组织损害性疾病等引起,病人自主活动受限制、表情痛苦、心动过速和出汗。而慢性疼痛一般来说疼痛不是很剧烈,病人可以忍受,通常与关节炎、骨关节疾病、神经痛及其他慢性疾病有关,病人自主活动一般不受限制,但它能导致身体功能丧失、生活质量下降、心情与举止行为改变等。

(二) 疼痛的评估

1. 影响老年人疼痛评估的因素　①老年人自身原因:老年人由于认知和感觉功能受损、抑郁,或者认为衰老过程中必须忍受疼痛,往往不能或不愿主诉疼痛,尤其是认知功能损害者不大可能主诉疼痛,即使主诉疼痛也可能不被相信。另外,老年人常担心药物成瘾、过量及不良反应而不愿用阿片类药物;不熟悉疼痛治疗设备和装置,如病人自控镇痛泵,也是影响疼痛治疗质量的因素之一。②医务人员方面的原因:有的医务人员缺乏适当的疼痛评估与处理的知识和技能,在工作中没有使用疼痛评估工具常规地评估和记录疼痛;有的对阿片类药物不良反应过于担心,误解此类药物身体依赖、耐受或成瘾的概念;有的对衰老存在误解,误认为随着年龄的增长疼痛感受将减退,或者疼痛是衰老不可避免的结果,老年人不主诉疼痛就是不痛。

2. 老年人疼痛的评估方法

(1) 对疼痛全面评估　疼痛的全面评估包括对疼痛强度、频率、性质、部位和使其加重或缓解因素的详细描述。

(2) 使用疼痛评估量表

1）视觉模拟疼痛量表（visual analogue scale，VAS）：VAS 是使用一条长约10 cm的游动标尺，一面标有 10 个刻度，两端分别"0 分"端和"10 分"端，"0 分"表示无痛，"10 分"代表难以忍受的最剧烈的疼痛。使用时将有刻度的一面背向病人，让病人在直尺上标出能代表自己疼痛程度的相应位置，评估者根据病人标出的位置为其评出分数，临床评定以"0~2 分"为"优"，"3~5 分"为"良"，"6~8 分"为可，">8 分"为"差"。VAS 也可用于评估疼痛的缓解情况。在线的一端标上"疼痛无缓解"，而另一端标上"疼痛完全缓解"，疼痛的缓解也就是初次疼痛评分减去治疗后的疼痛评分，此方法称为疼痛缓解的视觉模拟评分法（VAP）。

2）口述描绘评分（verbal rating scales，VRS）：这是另一种评价疼痛强度和变化的方法，该方法是采用形容词来描述疼痛的强度。0 = 没有疼痛，1 = 轻度疼痛，2 = 引起烦恼的疼痛，3 = 重度的疼痛，4 = 可怕的疼痛，5 = 极度疼痛。VRS 也可用于疼痛缓解的评级法。在 Dunclee 提出的方法中，采用的词汇有优、良、中等、差、可疑、没有。在 Huskisson 提出的方法中采用的词汇为无、轻微、中等、完全缓解。

3）Wong – Banker 面部表情量表（face rating scale，FRS）：该方法用 6 种面部表情（图 1-1）从微笑至悲伤至哭泣来表达疼痛程度。此法适合任何年龄，没有特定的文化背景或性别要求，易于掌握。急性疼痛、老年人、小儿、表达能力丧失者特别适用。

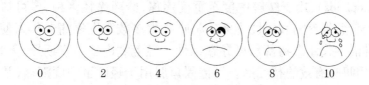

图 1-1　Wong – Banker 面部表情量表

0. 非常愉快，无疼痛；2. 有一点疼痛；4. 轻微疼痛；6. 疼痛较明显；

8. 疼痛较严重；10. 剧烈疼痛，可能哭泣

4）疼痛日记评分法（pain diary scale，PDS）：PDS 也是临床上常用的测定疼痛的方法。由病人、家属或护理人员记录每日各时间段（每 4 小时或 2 小时，或 1 小时或 0.5 小时）与疼痛有关的活动，其活动方式为坐位、行走、卧位。在疼痛日记表内注明某时间段内某种活动方式、使用的药物名称和剂量。疼痛强度用 0~10 的数字量级来表示，睡眠过程按无疼痛记分（0 分）。此方法具有比较真实可靠，便于比较疗法，方法简单，便于发现病人的行为与疼痛，疼痛与药物用量之间的关系等特点。一般情况下，对一个病人的疼痛判定应始终使用同一个量表。此外，疼痛是一个变化的过程。在评估病人某一阶段的疼痛情况时，应记录病人在这一时段的平均疼痛程度（average pain intensity，API）、最重的疼痛程度（worst pain intensity，WPI）和最轻的疼痛程度（least pain intensity，LPI）。

5）情绪评分（emotional scale，ES）：不论急慢性疼痛都会伴有程度不同的情绪变化。使用 ES 尺进行评定。"0 分"端为"最佳情绪"。"10 分"端为"最差情绪"。临床以"0~2 分"为"优"：病人情绪良好，面容安静，应答自如；"3~5 分"为"良"：情绪一般，安静，面容淡漠，指令回答；"5~8 分"为"可"：情绪焦虑或抑郁，轻度痛苦面容，勉强应答；">8 分"为"差"：痛苦面容，呻吟不止，强迫体位，无法应答。

（三）疼痛的护理措施

1. 老年人疼痛的护理干预　采用非药物护理干预措施可作为药物治疗的补充，能有效提高

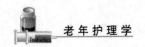

疼痛缓解的效果。以下为几种简单易行的非药物干预方法。

(1)皮肤刺激法　包括热敷、冷敷、按摩等,刺激部位可在疼痛部位或非疼痛部位(如疼痛的近端、远端或对侧),时间常为20~30分钟(冰敷10分钟内)。老年人应慎用热或冷,尤其是认知功能受损或在所敷部位感觉受损者,注意预防烫伤或组织损伤。按摩从心理和生理上起安慰和镇痛作用,最常见的按摩部位为背部和肩部,建议用温暖的润滑剂,动作缓慢而持久。

(2)分散注意力　将注意力集中于其他活动而不是疼痛的感觉,方法包括与他人交谈、听音乐、看电视、唱歌等。

(3)松弛法　是一种无焦虑和骨骼肌紧张的相对自由状态。简单的松弛技术如深呼吸、腹式呼吸、打哈欠等。音乐、按摩等也能达到松弛的目的。

2. 老年人疼痛的药物治疗

(1)用药原则　由于衰老对药物吸收、分布、代谢和排泄均产生影响,使老年人对镇痛药的治疗和毒性效应均更敏感。不论疼痛类型如何,均应通过能缓解疼痛、侵入性最小、最安全的途径给药:①疼痛严重或急性疼痛时静脉给药,慢性或中度疼痛常口服给药;②如果不能耐受口服途径,可使用直肠或舌下给药、皮肤外用药等非侵入性途径替代。

(2)药物分类　临床上通常将治疗疼痛的镇痛药分为3大类。

1)阿片类药(opioids):用于缓解中度至重度疼痛,给药途径多种,多可口服和胃肠外给药。吗啡类药物用于治疗急性疼痛和癌性疼痛。吗啡是大多数重度疼痛老年人使用的阿片类药,但肾功能受损者吗啡活性代谢产物蓄积可导致毒性。羟考酮由于半衰期短,无临床相关的活性代谢产物,是老年人用吗啡有效的替代品。可待因口服用于轻度至中度疼痛,常与非阿片类药(如对乙酰氨基酚)制成复方制剂。芬太尼便秘发生率低,透皮芬太尼对不能或不愿口服老年人来说是一种选择,但不适用于急性疼痛的治疗。盐酸羟考酮控释片用于缓解老年人疼痛效果极佳而不良反应最小。哌替啶是目前临床应用最广的阿片类药物,但因其代谢产物去甲哌替啶蓄积可能引起中枢神经系统毒性而发生震颤和癫痫发作,不再作为处理任何类型疼痛的一线阿片类药;急性疼痛、对其他阿片类药过敏或效果不佳者可短期应用哌替啶。

2)非阿片类药(nonopioids):适用于缓解轻度至中度疼痛及阿片类药的补充,包括对乙酰氨基酚和非甾体抗炎药(no nsteroidal ant－iinflammatory drugs,NSAIDs)如阿司匹林、美洛昔康、布洛芬等。多数口服给药,仅有少数可供注射。NSAIDs 的不良反应有胃肠道毒性如出血、溃疡和穿孔,抑制血小板聚集(出血时间延长)和潜在的肾损害。由于胃肠道不良反应、血小板功能紊乱及肾功能不全的危险增加,老年人用 NSAIDs 比用阿片类药更不安全,要慎用所有 NSAIDs。

3)镇痛佐药(adjuvantanal gesics):是一类有特定的适应证,但又可有效治疗某些类型疼痛(如慢性疼痛,尤其是神经性疼痛)的药物,包括三环类抗抑郁药、抗惊厥药、局麻药、糖皮质激素等。其中阿米替林、地西泮等药老年人不能耐受,应避免使用。

总之,老年人疼痛是一个值得重视的问题。护理人员应把握好疼痛处理方式、方法,注意影响疼痛准确评估的因素,针对老年人的个体特点,适当应用疼痛评定量表,对老年人进行全面有效的疼痛评估,熟悉药物与非药物疼痛治疗措施,最大限度减轻老年人疼痛之苦,提高老年人生活质量。

三、功能性便秘

便秘是老年人最常见的胃肠症状。随着年龄增大,尤其是65岁以后,便秘发生率大幅度增高。便秘不仅可以引起腹胀不适与营养不良,甚至因为滥用泻剂而严重影响老年人的健康。老年人便秘与许多内科或外科疾病,以及许多药物有关,在排除老年人便秘的病理因素外,还需考虑功能性便秘的可能。功能性便秘是指由于生活规律改变、情绪抑郁、饮食因素、排便习惯不良、药物作用等因素所致的便秘。对于此类病人,除肠道易激综合征外,均可通过生活规律化、合理饮食、调畅情志、养成良好排便习惯等手段达到治愈便秘的目的。

（一）功能性便秘的病因

1. 有意识地抑制便意和不良的排便习惯　常由于紧张的社会活动、繁忙的工作和变化无常的生活,忽视正常排便要求。

2. 不良的饮食习惯　因长期摄入过细、缺乏纤维素的食物或饮水不足,使得食物中所含机械或化学的刺激不足或因摄食量过少,尤其是缺少遗留大量残渣的食物,使肠道所受刺激不足。

3. 运动不足　长期卧床等因素,都可影响正常的排便功能,当便意经常被忽视,排便场合和排便姿势不适当以及经常服用强泻剂或灌肠等,均可造成直肠反射敏感性减弱,以致虽有粪块进入,而不足以引起有效的神经冲动,故无排便反射产生。

4. 精神抑郁或过分激动　使条件反射发生障碍,高级中枢对副交感神经抑制加强,使分布在肠壁的胸腰支交感神经作用加强。

5. 不良的生活习惯　睡眠不足、持续高度精神紧张状态等,也可造成结肠的蠕动失常或痉挛性收缩,以上因素均可使老年人形成"便秘"习惯。

同时,随着老年人年龄的增长,胃肠黏膜细胞数目减少,水化系统功能减弱,肠肌肉的紧张性降低,更易发生便秘。便秘常伴随出现下腹部不适感、膨胀感、排气、腹痛、呕吐、口臭等症状,使老年人产生不安、失眠、忧愁苦闷、情绪紧张,造成焦虑心理。或因滥用泻药,更加影响排便功能,而且老年人很难改变多年养成的不良卫生习惯。因此,要鼓励老年人,消除诱因,逐渐养成良好的排便习惯,减少便秘的发生。

（二）功能性便秘的预防和护理措施

1. 饮食　①让老年人了解每日合理的膳食组成,调整饮食内容,防止偏食、进食太少所致的"便秘"。②指导老年人改变不良的饮食习惯,食物不可过于精细,主食要多样化,粗细粮搭配,因地制宜地选食小米、玉米、燕麦、薯类等粗糙而多渣的杂粮,指导老年人选择含较多食物纤维的蔬菜、水果,每日保证500 g蔬菜,经常食用芹菜、韭菜、木耳、海带、蘑菇等,白天保证100～200 g的水果,熟香蕉、苹果最适宜。③膳食安排以少食多餐,定时、定量,避免过饱为原则。食物宜切细煮软,尽量减少对肠道黏膜的刺激。④鼓励老年人每日至少饮用6～8杯水,使每人每日摄入水的含量在2 000 ml左右,促进肠道蠕动,达到轻度利便作用。

2. 运动　"生命在于运动",保持脑力和体力协调的适宜活动,能使老年人保持最佳的生理功能和心理状态,减少常见病和多发病的发生。坚持适度的体力活动,有利于增加胃肠道蠕动。卧床老年人可进行主动或被动的肢体活动,以及腹式呼吸,保持良好的腹肌肌力。随意收缩肛门,可增强肌肉的随意收缩能力,保持排便的通畅。肥胖的老年人更应增强锻炼,减轻体重。

3. 满足老年人私人空间需求　房间内居住2个人以上者,可在床单位间设置屏风或窗帘,便于老年人的排泄等需要。照顾老年人排泄时,只协助其无力完成部分,不要一直在旁守候,以免老年人紧张而影响排便,更不要催促,令老年人精神紧张,不愿麻烦照顾者而憋便,导致便秘或大便失禁。

4. 腹部自我按摩　在清晨和晚间排尿后取卧位用双手示指、中指和环指相叠,沿结肠走向,

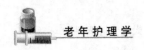

自右下腹向上到右上腹,横行至左上腹,再向下至左下腹,沿耻骨上回到右下腹作腹部按摩,促进肠蠕动。轻重、速度以自觉舒适为宜,开始每次 10 圈,以后可逐步增加,在按摩同时可做肛门收缩动作。

5. 重建正确的排便习惯　让老年人明白保持大便通畅的重要性,养成良好的排便习惯,鼓励老年人养成每日在一定的时间排便的习惯,以此作为条件反射。

6. 防止自行滥用泻药　长期应用泻药和灌肠可扰乱正常的排便反射。许多泻药可损伤直肠黏膜,导致腹痛、水电解质紊乱、吸收不良和泻药性结肠炎。护理人员应耐心指导老年人养成良好的排便习惯,定时排便锻炼,逐渐限制使用泻药,减少不良反应,重建正确的排便习惯,是解决老年人功能性便秘的最佳方案之一。

7. 应用缓泻药和灌肠　必要时,可以短期选用缓泻药,如甘油或液状石蜡、硫酸镁、大黄苏打片、番泻叶、甘露醇、开塞露等药物;或温生理盐水 500 ~ 1 500 ml 灌肠,灌肠时,要注意灌肠液适当的高度、速度和溶液量,操作易轻柔。

8. 其他措施　如果粪便嵌塞于肛门直肠,服泻药无效时,应用指挖法,将干结粪块粉碎取出,或用油剂保留灌肠,将粪便软化后,再以生理盐水灌肠彻底清除。

总之,应区分老年人出现的便秘是病理性的还是功能性的。如是功能性便秘,必须帮助老年人找出引起便秘的原因,并与之共同制订避免的措施和方法,预防发作;尽量减少药物性治疗,调节神经功能和加强生理排便功能,使老年人能在固定的时间排便,达到正常的健康状态。

四、大便失禁

大便失禁(fecal incontinence)易造成多种并发症,不仅给病人带来极大的痛苦,引起心理障碍,增加家属的经济负担,而且也给护理工作带来诸多困难。国内外文献均有报道:大便失禁约占人口比例的 2.2%。随着年龄的增加,大便失禁的发生率增加,65 岁以上老年人大便失禁的发生率为青年人的 5 倍。女性远高于男性,尤其是多产妇女,男女之比为 1∶(3 ~ 8)。大便失禁是医院、护理之家和家庭病床护理中经常遇到的问题。随着我国人口老龄化的趋势,大便失禁已成为医疗、护理亟需解决的问题,需要引起医护人员的足够重视。

（一）大便失禁的定义

大便失禁是指肛管括约肌失去对粪便及气体排出的控制能力,属于排便功能紊乱的一种。大便失禁可分为完全失禁和不完全失禁。大便完全失禁是指不能随意控制粪便及气体的排出。大便不完全失禁是指能控制干便排出,而不能控制稀便和气体排出。

（二）大便失禁的病因

排便与控便是一系列复杂的生理过程,包括肛门直肠和盆底的正常运动,神经和体液对直肠平滑肌及盆底横纹肌运动功能的调节。任何因素引起控便与排便功能障碍都可能导致大便失禁。大便失禁的病因有:①粪便成分异常。②直肠容量和顺应性下降。③直肠感觉功能不全。④肛管括约肌或盆底功能失常。

影响大便失禁发生的相关因素主要有病人的认知水平、行动能力、年龄、性别及有无腹泻、有无肛门括约肌和骨盆底部肌肉组织的损伤等。病人的认知水平越低对排便的控制能力就越差,如痴呆、意识障碍甚至昏迷的病人,大便失禁的发生率高达 96.0%。行动受限、生活自理能力下降的病人,如脊髓损伤后的截瘫病人,大便失禁的发生率约为 33%,偏瘫的病人也易发生大便失禁。另外,大便失禁的发生频率、严重程度还与病人有无产科史、腹泻病史及排便习惯等密切相关。

（三）大便失禁的并发症

大便失禁病人最常见的并发症是会阴部、骶尾部皮炎及压力性溃疡，这是因为粪便刺激皮肤，使会阴部皮肤经常处于潮湿和代谢产物侵蚀的状态，加上皮肤间的摩擦，形成皮肤红肿、溃烂。这些并发症不仅加重病身体的痛苦，同时也给病人带来了心理负担。

（四）大便失禁的护理措施

1. 重建良好的排便习惯 在固定时间排便，防止粪便闭结，有粪便嵌顿时手工解除。对固体性大便失禁者，每日餐后甘油灌肠并鼓励老年人增加活动。对在排便问题上能自理的老年人，提供家庭护理的训练。

2. 皮肤护理 大便失禁病人最常见的并发症是会阴部、骶尾部、肛周皮肤炎性反应，采取预防性的措施尤为重要。保持局部清洁是最重要的，发现臀部有发红现象时，可喷、涂皮肤保护膜（如伤口保护膜、赛肤润），对局部皮肤起到保护、消炎作用，夏天慎用爽身粉，避免粉剂结成颗粒刺激皮肤导致压疮和粉剂导致的皮肤毛孔堵塞。

3. 饮食护理 培养规律饮食习惯，合理调整饮食结构。进食清淡食物，多喝水，多吃水果、蔬菜等以刺激肠蠕动，恢复排便的规律性。出院后宜进高蛋白、高热量、易消化、含膳食纤维多的食物，以利于排便通畅。

4. 应用止泻剂 对全结肠切除术后或腹泻者，给予阿片类止泻剂，如洛哌丁胺、地芬诺酯。

5. 针灸 对末梢神经损伤所致的大便失禁，可行针灸治疗。

6. 生物反馈治疗 对因直肠括约肌异常所致的大便失禁通常有效。

7. 健康指导 ①盆底肌锻炼：收缩肛门，每次10秒，放松间歇10秒，连续15～30分钟，每日数次，坚持4～6周可改善症状。②自我评价：老年人用自己的示指、中指插入阴道或拇指插入肛门，体验盆底肌收缩对手指的紧缩程度和力量。

8. 心理支持 对老年人大便失禁的处理不应只从一个简单的卫生方面考虑。心理干预可以增强老年病人对病情和生活的再认识，而心理支持来自于护理人员、家属、社会等各个方面，所以护理人员在面对病人时应尽量耐心、细心，站在老年人的角度上考虑问题，而且多鼓励病人与家属、医护人员沟通，增加交流，表达情感，为病人争取更多的社会支持。

五、尿失禁

不能由意志控制的尿液流出称为尿失禁。60岁以上老年人尿失禁患病率为男性5%～28%，女性25%～40%。尿失禁是老年人的一个普遍问题，常干扰日常生活和社会活动，影响自我感觉、全身健康和总体生活质量。

（一）尿失禁的病因

1. 暂时性病因 ①感染：有症状的尿路感染常引起或诱发尿失禁。②萎缩性尿道炎、阴道炎：老年女性病人由于绝经后体内雌激素水平下降而发生萎缩性尿道炎、阴道炎，使尿道黏液生成减少，尿道的密闭性下降，同时盆腔底部组织的加速老化也常引起尿失禁。③药物：是暂时性尿失禁的最常见原因之一。常见的药物有强利尿剂、抗胆碱能药、抗精神病药、钙通道阻滞药、麻醉性镇痛剂等。④精神性尿失禁：多见于患抑郁症和精神病的老年人。⑤尿量过多：超过及时如厕的能力。⑥活动受限：患关节炎、帕金森病、站立有困难的老年人排尿时，由于站立困难，易于紧张，使膀胱括约肌的压力增加，从而发生尿失禁。

2. 确定性病因 只有对暂时性病因进行矫治后，才能视为确定性病因。①逼尿肌作用亢进：

如膀胱收缩不能抑制,致因尿液溢漏引起症状,即可诊断为逼尿肌作用亢进。约占老年性尿失禁的 2/3,应做尿流动力学测试。逼尿肌作用亢进可见于膀胱结石和肿瘤。②压力性尿失禁:常见于中老年女性,指打喷嚏、咳嗽或运动等腹压增高时出现不自主的尿液自尿道外口溢出。压力型尿失禁测试:病人膀胱充盈时站立,使会阴部松弛,剧咳 1 次,如有尿液溢出,高度提示压力性尿失禁。常见原因有肥胖、种族、遗传因素、围绝经期妇女雌激素水平低下、妊娠引起的产伤、盆腔或膀胱尿道手术、膀胱尿道膨出及子宫脱垂等。③尿道梗阻:女性罕见,老年男性常见于前列腺增生、尿道狭窄、膀胱颈挛缩、前列腺癌等疾病,表现为排尿后滴沥性失禁。④逼尿肌作用减低:一般少见,可能是特发性的,也可能是由于下部骶运动神经功能失常。当它引起尿失禁时,还伴有尿频、夜尿增多和多次少量尿液溢出。

（二）尿失禁的护理措施

1. 心理支持　老年人多因长期尿失禁而自卑,对治疗信心不足。护理人员应给予充分理解,尊重老年人,注意保护其隐私,告诉老年人对治疗持有信心,主动配合则效果满意。同时与家属进行沟通,取得家庭的支持和帮助。

2. 行为治疗　包括盆底肌训练、膀胱行为治疗、提示排尿法。①盆底肌训练:对轻度压力性尿失禁,且认知功能良好的年轻老年人有效,坚持 6 个月以上的训练则效果较好。对中重度且高龄压力性尿失禁、急迫性尿失禁等者均有一定的疗效。这项治疗需提供书面指导并给予鼓励和随访。②膀胱行为治疗:适用于急迫性尿失禁,且认知功能良好的老年人。可根据记录来调整其排尿的间隔时间,如憋尿超过 30 分钟会出现尿失禁,则每 2 小时排尿 1 次。期间出现的尿急可通过收缩肛门、两腿交叉的方法来控制,然后逐步延长间隔时间。留置导尿管者,行膀胱再训练前先夹闭导尿管,有尿感时开放导管 10 ~ 15 分钟,以后逐步延长。③提示排尿法:认知障碍的老年人,可根据其排尿记录,制订排尿计划,定时提醒,帮助养成规律性的排尿习惯,同时要改善老年人的如厕条件。④间歇性导尿:适用于残余尿量过多或无法自行排出的女性病人。

3. 物理治疗　电刺激疗法通过感应电流,使盆底肌肉收缩,以作为被动辅助锻炼。可通过放置直肠电极或阴道电极栓,给予 9 V 电压及 20 ~ 200 次/秒脉冲进行刺激。此法操作简便,有一定的疗效。

4. 药物治疗　对女性压力性尿失禁者,多采用雌激素与 α 受体拮抗药如丙米嗪两者联用,丙咪嗪对急迫性尿失禁者也有效,但不能用于体位性低血压者。

5. 保持皮肤清洁卫生　尿液长期浸湿皮肤可使皮肤角质层变软而失去正常防御功能,而尿液中氨对皮肤的刺激,易引起皮疹,甚至发生压疮。故要保持皮肤清洁、干燥,及时清洗,勤换衣裤、尿垫、床单,皮肤可涂适量保护膜保护。

6. 外引流　对部分不能控制的尿失禁病人,可采取外引流法,防止漏尿。男性病人可用带胶管的阴茎套接尿,女性病人可用吸乳器连接胶管接尿。

7. 失禁护垫　如纸尿裤的使用,是最普遍安全的方式,能有效地处理失禁问题。在针对某些特定形态的失禁者,可使用纸尿裤及常规如厕时间表,来重建老年人的排尿控制。使用纸尿裤时也可以自己排尿,但无法控制的情况下使用,具有良好的预防措施,既不造成尿道及膀胱的损害,也不影响膀胱生理活动现象。

8. 积极祛除诱发因素　过于肥胖的老年人要通过控制饮食、增加活动来减肥。慢性呼吸道感染者,应积极控制感染,按时按量服用抗生素,切勿在尿路感染改善或消失后自行停药。

9. 手术治疗　各种非手术治疗失败者,应及早采用手术治疗。

10. 健康指导

（1）骨盆底肌练习 首先体会锻炼的正确部位。仰卧于床上,将一个手指轻轻插入阴道,此时尽量将身体放松,然后再主动收缩肌肉以夹紧手指。在收缩肌肉时吸气,能够感到盆底肌对手指的包裹力量;当放松盆底肌时,呼气,并反复重复数次。

整套的骨盆底肌练习包括2个阶段。

第一阶段:站立,双手交叉置于肩上,足尖呈90°,足跟内侧与腋窝同宽,收缩臀部的肌群向上提肛,用力夹紧,保持5秒,然后放松。重复此动作20次以上。简易的骨盆底肌运动,可在有空时进行,以收缩5秒、放松5秒的规律,在步行、乘车、办公时都可进行。

第二阶段:每日进行有效地自我训练:① 平躺、双膝弯曲。② 收缩臀部的肌群向上提肛。③ 紧闭尿道、阴道及肛门,此感觉如尿急,但无法如厕需做闭尿的动作。④ 保持骨盆底肌群收缩5秒,然后缓慢放松,5～10秒后,重复收缩。

运动的全程,保持正常呼吸和身体其他部位放松。可用手触摸腹部,如果腹部有紧缩的现象,则运动的是错误的肌群。

（2）调整饮水的时间、品种、量 向老年人说明饮水对排尿反射刺激的必要性,保持摄入液体每日在2 000～2 500 ml,包括三餐和水果、饮料。避免饮用高硬度水,可饮用磁化水。睡前限制饮水,以减少夜间尿量,避免摄入有利尿作用的咖啡、浓茶、可乐、酒类等饮料。

（3）提供良好的如厕环境 指导家属为老年人提供良好的如厕环境。老年人的卧室尽量安排在靠近厕所的位置,夜间应有适宜的照明灯。

六、老年性耳聋

老年性耳聋(presbycusis)是指随着年龄的增长,双耳听力进行性下降,高频音的听觉困难和语言分辨能力差的感音性耳聋。部分老年人在耳聋刚开始时可伴有耳鸣,常为高频声,其出现频率随年龄而渐增,60～70岁达顶峰。

目前,我国已进入老龄化社会,统计信息表明,我国60岁以上的老年人已达1.34亿,其中深受听力损失与耳病困扰的比例高达30%以上,老年性听力损失与耳病已成为影响老年人晚年生活质量的重要因素。不仅直接影响到他们的身心健康和家庭和睦,也妨碍与社会的正常交流,给社会带来不安定因素。

（一）老年性耳聋的病因

老年性耳聋是由多种因素共同作用而引起的耳聋。遗传因素、长期的高脂肪饮食、接触噪声和抽烟、使用易损伤听力的药物、精神压力、代谢异常均与老年性耳聋密切相关。而老年性疾病如高血压、冠心病、动脉硬化、高脂血症、糖尿病是加速老年性耳聋的重要因素。在病史采集中应着重了解以下情况。

1. 疾病影响 询问是否患有与血管病变关系密切的疾病。从解剖上看,耳的供血是终末血管,如果血管痉挛、堵塞,就没有其他的血管能够立即供应能量和氧。高血压、冠心病、动脉硬化、高脂血症、糖尿病均对人体的血供造成影响。

2. 饮食与血脂代谢状况 长期高脂饮食和体内脂肪的代谢异常促进老年性耳聋的形成。除因脂质沉积使外毛细胞和血管纹变性、血小板聚集及红细胞淤滞、微循环障碍外,还可能与过氧化脂对听觉感受器中生物膜和毛细胞的直接损害有关。

3. 用药情况 耳毒性药物链霉素、卡那霉素、阿米卡星、多黏菌素、庆大霉素、新霉素、万古霉

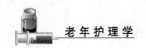
老年护理学

素,以及奎宁、氯喹、阿司匹林等药物,对蜗神经均有毒性作用。而老年人的肝解毒和肾排泄功能下降,更容易受到药物的影响。

4. 不良嗜好及习惯　长期吸烟可引起或加重心脑血管疾病,使内耳供血不足,影响听力;过去养成挖耳的习惯可能损伤鼓膜。

5. 接触噪声史　过去的工作和生活环境中是否长期受到噪声刺激,有无用耳塞听音乐或广播的习惯。长期接触噪声可使听觉器官经常处于兴奋状态,产生疲劳。同时,噪声刺激还可使脑血管处于痉挛状态,导致听觉器官供血不足而致聋。另外,长期的噪声刺激会使人情绪烦躁、血压升高及神经衰弱,也会影响听力。

（二）老年性耳聋的临床检查

1. 身体状况　①中耳及外耳道检查:首先做耳道检查以排除因耵聍阻塞耳道而引起的听力下降,检查鼓膜是否完好;②听力检查:询问老年人两侧耳朵听觉是否一致,如有差异则先对听力较好的耳朵进行测试。测试者先用耳塞塞住老年人听力较差侧耳朵,站在离老年人约50 cm处对另一侧耳朵小声发出两音节的数字,让老年人复述。测试者的声音强度可由柔软的耳语增强到柔软、中等、大声的发音,但测试者的脸不能面对老年人的眼睛。

2. 辅助检查　纯音听力检查通过测得的听力图以了解病人的听力损伤情况。正常听力每个频率均在0 dB左右。按照我国的标准,听力在26~40 dB为二级重听;听力在41~55 dB为一级重听;听力在56~70 dB为二级聋;听力在71~90 dB为一级聋。如果双侧听力均在56~70 dB,交流就发生明显的障碍。本项测试应在专门的医疗机构由专业人员进行,测得的数值可为佩戴助听器提供参考。

（三）老年性耳聋的预防和护理措施

1. 建立健康的生活方式　清淡饮食以减少外源性脂肪的摄入。尤其要注意减少动物性脂肪的摄入。多吃新鲜的蔬菜、水果,以保证维生素C的摄入。某些中药和食物,如葛根、黄精、核桃仁、山药、芝麻、黑豆等,对于延缓耳聋的发生也有一定作用。坚持体育锻炼,运动能够促进全身血液循环,使内耳的血液供应得到改善。锻炼项目可以根据自己的身体状况和条件来选择,如散步、慢跑、打太极拳等。避免过度劳累和紧张情绪,戒烟。

2. 创造有助于交流的环境和方式　给电话听筒加增音装置,门铃设置合理,使老年人能应门。帮助老年人把需要解释和说明的事记录下来,使因听力下降引起的交流障碍影响减至最小。指导与老年人最亲密者多与老年人交谈,让老年人的情绪得到宣泄。交谈应在安静的环境中进行,交谈前先正面进入老年人的视线,轻拍老年人以引起注意。对老年人说话要清楚且慢,不高声喊叫,使用短句表达意思。

3. 定期做听力检查与对症治疗　目前尚无有效的手段治愈老年性耳聋。只能通过各种方法减缓老年性耳聋的进展。应用扩张血管、改善微循环、调节营养神经的药物。老年人一旦发觉耳鸣或听力下降,就要到专门的耳鼻喉科门诊做听力检查,尽早发现和治疗。因为听力范围很广,而高频的听力下降,老年人自己不一定能感觉到。一般而言,听力损失在60 dB左右,佩戴效果最好。当老年人耳聋经听力测试语频听力损失双侧均在35~80 dB时,可佩戴适当型号的助听器,使老年人能正常地参与社会生活。

4. 选择佩戴助听器的指导　经专业人员测试后,根据老年人的要求和经济情况,选戴助听器。盒式助听器操作方便、开关和音量调节灵活、电池耐用、使用经济,但外露明显,会给佩戴者带来压力,且识别率较低,适合于高龄、居家使用为主,且经济承受能力较低的老年人;眼镜式助听器外观易被接受,没有低频干扰问题,但价格贵、易损坏,鼻梁、耳郭受压明显,不宜长期使用;耳背式助听器没有上述两款的缺点,又具备上述助听器的优良性能,价格适中,但也有影响外耳道固有共振频率的缺点;耳内式助听器更加隐蔽,并保留人耳的一些固有功能。尤其是最新型的动态语言编码助听器对以高频下降型聋为主的老年人用残存听力最大限度听清和理解语言信息,带来较为理想的听觉效果,但费用较为昂贵。从听力康复的原则上要求,双侧助听可发挥双耳定向作用。若经济承受能力有限,则单侧佩戴。

5. 健康指导　①积极治疗相关慢性病:指导老年人早期、积极治疗慢性疾病如原发性高血压、冠心病、动脉硬化、高脂血症、糖尿病,减缓对血管的损伤。②避免服用具有耳毒性的药物:在必须使用时要严格按照医嘱,尽量使用耳毒性低的药物。在必须使用时,用药剂量不可大,时间不可长,并加强观察药物的不良反应。③避免噪声刺激:日常生活和外出时应注意加强个人防护,尽量注意避开噪声大的环境或场所,避免长期的噪声刺激。

七、老年性视力障碍

随着年龄的增长,很多老年人的视力都会出现不同程度的下降。老年性视力障碍(vision impaired)的原因分为屈光不正与眼器质性病变两类。有研究表明,因为晶状体的老化、调节力的下降导致的眼睛屈光不正为最常见原因,占所有老年性视力障碍的67.2%,其次为白内障(包括老年性、代谢性白内障和并发性白内障)占22.1%,第三为糖尿病视网膜病变,这可能与人口老龄化糖尿病病人相对增多有关。青光眼、黄斑变性、视网膜病变等均为老年视力减退,甚至失明的危险因素,并且一眼视力减退常为两种或两种以上的疾病所致。因为某些眼器质性病变相关疾病的治疗方式较为复杂,对眼科专业知识要求较高。这里仅讲述老年人最常见的两种视力障碍——老年性白内障和老视的护理。

(一)老年性白内障

晶状体混浊的疾病称为白内障。老年性白内障是白内障中最常见的一种类型,占半数以上,多为双眼发病,一般是一先一后,女性多于男性。随着年龄增长发病率增加。多发生于50岁以上的老年人,但也可以在45岁左右发生。因此,老年性白内障逐渐被年龄相关性白内障所取代。

1. 老年性白内障的病因　老年人患白内障病,一部分病因未明,只是随着人的衰老而伴随出现的缓慢进行的晶状体混浊,称为老年性白内障,另一部分是因全身性或局部疾病,如糖尿病、甲状旁腺功能不全、严重营养不良所致的并发性白内障。根据混浊发生的部位,老年性白内障可分为两类,即核型及皮质型。皮质型分为周边皮质型及后囊性皮质型两种。老年性白内障的病程,一般可分4期,即初发期、未成熟期、成熟期、过熟期。

2. 老年性白内障的临床表现　早期可有视物模糊、色调改变、畏光、眼前黑点、复视、晶状体性近视等;晚期则为视力下降,最后只能在眼前辨别手指或仅剩下一点光感。

3. 老年性白内障的预防和护理措施

(1)避免过度用眼。

(2)及时就诊　指导老年人出现下列情况时及时就诊:视物模糊或视野变窄、眼球胀痛伴头痛、有模糊的盲点、中心视力变差、视物呈波浪形扭曲。

(3)白内障病人手术的护理

1)术前护理:①术前检查,老年性白内障病人术前应做8项检查:光感、光定位、色觉、测眼

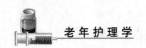

压、泪道冲洗、血压、血糖(空腹 <7.7 mmol/L)、全身检查(如心电图)等。②心理护理,由于视力障碍,老年人的性格往往变得沉闷、孤独,对手术常有恐惧不安的心理,这就要求护理人员对病人及家属做必要详细的术前宣教,要掌握病人的心态变化,主动热情地同病人交谈,帮助他们解决困难和解除思想顾虑,使其全身达到最佳状态,积极配合手术。③术前准备,术前常规使用抗生素滴眼液,每日4次,一般用3日。术前3日用生理盐水500 ml加聚维酮碘40 ml冲洗结膜囊;术前1日病人做好全身清洁,并剪睫毛。术前30分钟散瞳,美多丽1滴,每10分钟滴眼1次,共3次。一般认为,瞳孔散大到直径5~6 mm为宜。④降眼压,20%甘露醇250 ml,快速静脉滴注。术前晚口服镇静剂,保证充足的睡眠。

2)术后护理:术后为病人创造良好舒适的环境,保持空气新鲜及适当的暗度。嘱病人放松头部,避免过多活动头部,勿低头取物,避免用力大、小便和憋气或大声说笑,防止咳嗽及打喷嚏等。注意观察敷料有无脱落、移位、渗血、渗液等,注意观察和了解术后疼痛的情况。当术眼突然疼痛时,可能是伤口破裂或出血,应立即报告医师。病人若出现恶心、呕吐等症状可能为眼压升高所致,应按照医嘱给予止吐剂及降压眼药。若有大量脓性分泌物时,应考虑是否为术后感染,给予对症抗感染治疗。注意心理护理,保持情绪稳定,避免术后视力增加而过于激动。术后保持大便通畅,以防腹压升高,导致术眼伤口裂开,如有便秘,可用缓泻剂或开塞露。每日换药1次,术后第2日滴乐可滴眼液,以抗感染及消除角膜水肿。术后1个月内,每周复查1次,注意有无炎症及粘连。术后3个月内阅读和看电视的时间不宜过长,每隔1小时应到户外活动或闭眼休息。饮食应多吃蔬菜、水果,多吃富含维生素C、维生素E的食物,忌烟酒,避免暴饮暴食。

3)健康教育与出院指导:避免一切可能引起眼球受压或感染的因素。如咳嗽、打喷嚏、剧烈活动、用力挤压、俯身取物、用力排便、脏水洗脸、不洁净的毛巾擦脸等。如出现轻微刺激症状(畏光、流泪、异物感)为正常术后反应,能自行缓解或消失,如有必要,术后1个月可以拆线。

(二)老视

老视(presbyopia)又称老花,随着年龄的增长,调节功能减退,近点逐渐远移,近距离阅读或工作感觉困难的现象。

1. 老视的病因　随着年龄的增长,晶状体核逐渐硬化,晶状体的可塑性及弹性逐渐减弱,故调节功能逐渐减弱,近点逐渐远移,近视力越来越低,在40~45岁,近距离工作或阅读就发生困难,这是一种由于年龄所致的生理性调节减弱的现象。

2. 老视的临床表现　近视困难,近点远移,光线暗的环境下,近视力更差;视疲劳、头痛、眼胀、流泪、近视不能持久、单眼复视、看书错行;远视眼老视出现较早,近视者老视出现较晚。

3. 老视的预防和护理措施　患老视的老年人应多食用富含维生素C、氨基酸、锌、硒等物质的蔬菜、水果、鱼、肉、鸡蛋等食物,注意多吃胡萝卜、葡萄、柠檬、香蕉、苹果、杏、番茄,忌烟酒和辛辣、油腻的食物。及时防治眼部感染。光线要适宜,光线太强会刺激视觉,造成瞳孔持续收缩,容易疲劳;光线太柔,瞳孔则会持续放大,也易疲劳。夏天太阳直射,紫外线较多易损伤视力,因此要防止太阳直射,出门尽量保护好自己的眼睛,以免眼睛受到侵害。

【护考链接】

1. 老年人的生理特点,包括感官系统、呼吸系统、循环系统、消化系统、泌尿系统、内分泌系统、运动系统。

2. 老年人跌倒的防护措施。

【课后练习】

1. 老年期呼吸系统护理评估,不正确的是(　　)

　　A. 运动后易呼吸急促和疲劳,体力明显不如青壮年

　　B. 体检可见胸廓呈桶状

　　C. 合并感染时肺部可听到干湿啰音

　　D. 易患呼吸道感染,反复发作,持续时间长

　　E. 肺部叩诊呈过清音,听诊肺呼吸音增强

2. 以下活动属于高级日常生活活动功能的是(　　)

　　A. 穿衣　　　　　B. 购物　　　　　C. 上老年大学　　　　D. 付电话费　　　　E. 打扫卫生

3. 常见于老年妇女在咳嗽、打喷嚏、大笑等短暂腹压升高时所致尿液不自主流出的现象是(　　)

　　A. 真性尿失禁　　B. 假性尿失禁　　C. 压力性尿失禁　　D. 完全性尿失禁　　E 充盈性尿失禁

(4～5题共用题干)

　　刘某,女性,83 岁。独居,在买菜的途中跌倒在地,当即不能站立。老年人诉左髋部疼痛异常,送往医院。有高血压史20 余年,一直服用2 种降压药,具体不详。有慢性青光眼病史,视力较差。双膝骨关节炎10 余年。前一次跌倒是在2 个月前的如厕后,当时可站立和行走,无其他不适。

　　体格检查:T 37.1℃,P 80 次/分,R 20 次/分,Bp 140/85 mmHg,全身体检未见明显异常。X线摄片检查,显示病人股骨颈头下型骨折,完全移位。

4. 案例中病人发生跌倒的危险因素可能有哪些(　　)

　　A. 患有双膝骨关节炎,由于骨关节损害可降低身体的稳定,增加跌倒发生的可能性

　　B. 患有慢性青光眼病史,其视力较差,也增加跌倒发生的可能性

　　C. 使用降压药,增加跌倒发生的可能性

　　D. 房间里家具摆放不当

　　E. 过强或过暗的灯光

5. 病人出院以前,护理人员应该从哪几个方面指导病人和家属预防再跌倒(　　)

　　A. 对行动不便者,行走时要有人搀扶

　　B. 地面应保持整洁、干燥,移开暂时不需要的器械

　　C. 清理环境中容易导致跌倒的障碍物

　　D. 尽量不使用辅助器具

　　E. 指导病人穿防滑鞋,选择合身的衣裤

(张泽华)

第二章　老年人心理社会健康评估

⊙学习目标

　　识记:老年人的心理社会特点;常见心理社会问题;心理健康的标准;心理健康维护与促进的方法;对老年人生活质量评估的意义。

　　理解:老年人心理社会健康评估的要点;生活质量评估的内容。

　　运用:能运用所学知识对老年人群的生活质量进行综合评估。

【案例】

　　张某,男性,70 岁,居住在一所高层公寓内,子女在外地工作,老伴于半月前去世。最近感到情绪低落,常一个人发呆,行动缓慢,做事丢三落四,原来爱清洁的人也变得邋遢,不愿出门,经常对子女充满思念和期待。

　　问题探讨:

　　1. 上述案例中该病人存在哪些心理社会问题?

　　2. 对于一位独居老年人,你如何提高他的生活质量?

　　进入老年期,人体的心理变化伴随生理功能的减退而出现老化,机体的应激能力和承受挫折的能力均明显降低,以及离退休、空巢、丧偶等生活事件,老年人常产生焦虑、恐惧、悲观、抑郁等心理变化,这些变化直接影响到老年人生活和生命质量。所以维护和促进老年人的心理社会健康显得十分重要。

第一节　老年人心理社会特点

一、老年人的心理特点

1. 感知的变化　感知觉是个体心理发展最早、衰退也最早的心理功能。老年人由于感官系统老化、功能减退,导致视觉、听觉、嗅觉、味觉、痛觉等感觉功能下降,其中最明显的是视觉和听觉,其次是味觉和痛觉,各种感觉都随着年龄的增长而逐渐减退,但存在明显的个体差异。

2. 记忆的变化　随着年龄的增长,老年人的记忆能力变慢、下降,回忆能力较差,表现在能认出熟人但叫不出名字。老年人意义记忆较好而机械记忆(如人名、地名、数字等)不如年轻人。另外,老年人在规定时间内记忆速度衰退。记忆与人的生理因素、健康、精神状况、记忆的训练、社会环境都有关系。

3. 智力的变化　智力是学习或实践经验获得的能力。人的智力与个体因素(如遗传、身体状况等)、社会环境因素(文化水平、职业等)有密切关系。卡特尔把智力分为液态智力和晶态智力两大类。液态智力主要与神经系统的结构和功能有关,成年后,随年龄的增长而减退,老年人下降更明显;晶态智力则通过掌握社会文化经验而获得,并不随年龄的增长而减退,有的反而会有所提高。

4. 思维的变化 思维是人脑间接的、概括的对客观事物的反映,是人类认知过程的最高形式,是更为复杂的心理过程。思维过程是对事物进行分析、综合、比较、抽象、概括的过程。由于老年人记忆力的减退,无论在概念形成上,解决问题的思维过程方面,还是创造性思维和逻辑推理方面都受到影响,而且个体差异很大。

5. 情绪的变化 老年人的情绪因生理上的变化、社会角色的改变、社会交往的减少、心理功能上的变化存在较大的差异。老化过程中比较容易产生消极的情绪,情绪体验比较强烈和持久,老年人消极的情绪情感包括孤独感、挫折感、失落感,对年轻人的看法偏激等。

各种"丧失"是使老年人发生情绪体验的最重要的激发条件。主要包括身心健康的丧失、经济上独立的丧失、与家庭、社会关系的丧失、生存目的的丧失。

6. 人格的变化 人格是指个体在自然素质的基础上与社会环境交互作用,在成长发展的适应过程中形成的独特的个性倾向性和比较稳定的个性心理特征的总和。老年人由于生理老化以及老年期人格也发生相应的变化,如出现对健康和经济的过分关注与担心产生的不安与焦虑;各种能力下降产生的不安;社会交往减少造成的孤独;把握不住现状而产生的怀旧和易发牢骚等。

二、老年人的社会特点

老年人离退休后的生活形式、内容、社会地位以及人际关系都发生巨大的变化,一些老年人不能适应角色的改变,出现心理与行为偏离正常,影响老年人的身心健康,加速老化过程。

第二节 老年人心理健康评估

要全面认识和衡量老年人的健康水平,除生理功能外,还应评估心理功能及其社会状况。正确评估老年人的心理社会状况,对维护和促进老年人的身心健康、有针对性地进行心理社会健康指导具有重要的作用。

老年人心理评估是运用观察、交谈的方法和心理测验量表的使用从各个方面获得信息,以对某一心理现象进行全面、系统和深入的客观描述。老年人心理健康评估主要从认知、情感、人格和压力与应对等方面进行。

一、认知的评估

认知即个体推测和判断客观事物的思维过程,包括感觉、知觉、注意、记忆、思维等心理活动。认知功能对老年人是否能够独立生活以及生活质量起着重要的影响作用。

1. 评估内容和范围 进行认知状态评估时需要考虑老年人的视力和听力情况,因为视力或听力不良会影响评估效果。认知的评估主要是思维能力、语言能力以及定向力3个方面,具体包括以下几点。

(1)外观行为 意识状态、姿势、穿着、打扮等。

(2)语言 音量、速度、流畅性、理解力、复述能力等。

(3)记忆力和注意力 短期记忆、长期记忆、学习新事物的能力、定向力。

(4)思考知觉 判断力、思考内容、知觉。

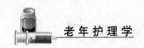

（5）高等认知功能　知识、计算能力、抽象思考能力、结构能力等。

2. 评估量表　常用来评定老年人认知状态的量表有简易智力状态检查和简易操作智力状态问卷。

（1）简易智力状态检查　由 Folsten 于 1975 年编制的最具影响的认知缺损筛选工具之一，评估范围包括时间定向、地点定向、语言即刻记忆、注意力和计算力、短期记忆、物体命名、语言重复、阅读理解、语言理解、语言表达、绘图等 11 个方面、19 项内容、30 个小项。主要用于筛查有认知缺损的老年人，适合于社区和基层人群调查（附录量表三）。

（2）简易操作智力状态问卷　由 Pfeiffer 于 1975 年编制，评估内容共 10 个问题，包括定向、短期记忆、长期记忆和注意力，评估时需要结合受检者的教育背景作出判断。此问卷较注重于定向力的测试，测量记忆能力和注意力的项目较少，适合于评估老年人认知状态的前后比较（附录量表四）。

二、情绪与情感的评估

情绪和情感是指人对客观事物是否符合自己的需要而产生的态度体验，是心理健康与否的重要标志。老年人的情绪纷繁复杂，评估老年人因衰老带来的情感变化很重要。情绪评估包括焦虑和抑郁的评估，焦虑和抑郁也是最常见、最需要护理干预的情绪状态。

1. 焦虑的评估　焦虑（anxiety）是个体感受到威胁时的一种不愉快的情绪体验，是人们对环境中一些即将面临的、可能会造成危险的重大事件或者预示要作出重大努力的情况进行适应时，心理上出现的一种紧张和不愉快的期待情绪。表现为紧张、不安、担心、害怕、急躁、失眠等。常用的评估方法有交谈、观察、心理测验 3 种。

常用评估焦虑的量表有汉密顿焦虑量表（Hamilton anxiety scale，HAMA）和状态—特质焦虑问卷（state - trait anxiety investigate，STAI）。

（1）汉密顿焦虑量表（HAMA）　由 Hamilton 于 1959 年编制，是一个广泛用于评定焦虑严重程度的评量表。该量表（附录量表五）包括 14 个条目，分为精神性和躯体性两大类，各由 7 个条目组成。根据病人口述和综合观察进行评分，特别强调重视受检者的主观体验。

（2）状态—特质焦虑问卷（STAI）　由 Charles Spieberger 等人编制的自我评价问卷，能直观地反映受检者的主观感受，操作简便。有理论认为，焦虑分为状态焦虑和特质焦虑的概念，状态焦虑描述一种短暂性的、当前不愉快的情绪体验，如紧张、恐惧、抑郁和神经质，伴有自主神经功能亢进；而特质焦虑则描述一种相对稳定的、具有个体差异的焦虑倾向。该量表包括 40 个条目，第 1～20 项为焦虑状态量表，第 21～40 项为焦虑特质量表。

2. 抑郁的评估　抑郁是个体失去某种其重视或追求的东西时产生的情绪体验，是一种最常见的情绪反应。其显著特征是情绪低落，典型表现为失眠、悲哀、自责、性欲减退等，甚至可出现自杀行为。

常用的抑郁评估量表有汉密顿抑郁量表（Hamilton Depression Scal，HAMD）、流调用抑郁自评量表（the center for epidemiological studies depression，CES - D）和老年抑郁量表（the geriatric depression scale，GDS）。老年抑郁量表是临床上应用简便并且已被广泛接受的量表。流调用抑郁自评量表在社区人群健康调查中应用广泛。

（1）汉密顿抑郁量表　由 Hamilton 于 1960 年编制，是临床上评定抑郁状态时应用最普遍的量表。汉密顿抑郁量表经多次修订，版本有 17、21 和 24 项三种。本书所列为 24 项版本（附录量表六）。

（2）流调用抑郁自评量表（CES－D） 由美国国立精神卫生研究所于1997年编制。主要用于流行病学调查，用以筛查出有抑郁症状的对象，以便进一步检查确诊，也有人用于临床检查，评定抑郁症状的严重程度。该量表共20项，反映了抑郁症状的6个侧面，即抑郁心情、罪恶感和无价值感、无助和无望感、精神运动性迟滞、食欲丧失、睡眠障碍（附录量表七）。

（3）老年抑郁量表（GDS） 由Brink等人于1982年创制，是作为专用老年人的抑郁筛选表。该量表共30个条目，包含情绪低落、活动减少、易激惹、退缩痛苦的想法，对过去、现在与将来的消极感受等症状（附录量表八）。

三、人格的评估

人格是指个体在适应社会生活的成长过程中，经遗传与环境交互作用形成的稳定而独特的身心结构。老年人的人格与年龄增长无关，是较稳定连续的。进入老年期后，人格发生相应的变化，如自我为中心、适应能力下降、退缩、孤独、内向、缺乏灵活性、办事谨小慎微、猜疑与妒忌心理等。

人格评估的目的是测定老年人目前的精神状态和有无精神障碍等问题。老年人人格评估的方法多用透射法和问卷法，护理人员在评估时应结合老年人日常生活的行为状况、习惯、生活经历等资料进行综合评估。

1. 透射法 透射法是在测验时对受检者加以刺激，让其在不受限制的情况下，表现出自己的反应，使其不知不觉地表露出人格特点。透射法能够动态地观察到受检者无意识的深层表现，主要用来测量老年人的自我功能、人格特点、自我认识和对人认知的方式等。常用的评估工具是对老年人进行各种人格测验中应用最广泛的洛夏克墨迹测验（Rorschach inkblot test）。

2. 问卷法 问卷法主要指自陈式人格问卷和人格检查表。其特点是内容明确、简易；记分简便，易于使用；应用广泛。常用的评估工具包括明尼苏达多相人格调查表（MMPI）和艾森克人格问卷（EPQ）。

四、压力与应对的评估

应对是一种适应过程，是通过改变认知和行为，解决已存在的问题。老年人在日常生活中遇到的各种事件，会给老年人带来压力，如离退休、工作和地位的改变、丧偶、亲友去世、疾病折磨、身体功能受限以及经济状况的改变等。如果应对不当，将给老年人的身心健康造成危害。护理人员对老年人应对能力的正确评估，有助于老年人适应环境的变化，有效地减轻压力反应，促进身心健康。压力与应对的评估采用访谈、观察和心理测验相结合的综合评定方法，常用评定量表包括生活事件量表、各种应对方式问卷以及社会支持量表等。

第三节 老年人社会健康评估

老年人社会健康评估应对老年人的社会健康状况和社会功能进行评定，具体包括角色功能、文化背景、家庭状况及所处环境等方面。

一、角色功能评估

角色功能是指从事正常角色活动的能力，包括正式的工作、社会活动、家务活动等。老年人由于老化以及某些功能的退化使这种能力发生改变，其功能受限的影响因素主要来源于躯体健康，但严重的心理障碍也可破坏其承担特定角色功能的能力。

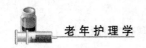

1. 评估的目的　了解老年人对角色的感知、对承当的角色是否满意、有无角色适应不良和冲突等,找到其影响因素和发生原因,以便及时采取有效的干预措施,避免角色功能障碍给老年人带来身心方面的不良的影响。

2. 评估的内容和方法　可以通过观察和交谈两种方法收集资料。

(1) 角色的承担　了解老年人以往从事的职业和目前在家庭或社会中所承担的角色。老年人一生中承担着并经历多重角色的转变,老年人作为社会生活中的特殊人群,在离退休之后离开原来的工作岗位,退出某些社会角色,家庭成为主要的生活场所,增加了老年人的家庭角色,常担当起照顾第三代的任务。老年阶段又是丧偶的主要阶段,若老伴去世,则要失去一些角色。另外,通过对性生活的评估,可以了解老年人的夫妻角色功能,有助于判断老年人社会角色及家庭角色型态。

(2) 角色的认知　让老年人描述对自己角色的感知和别人对其所承担的角色的期待,进入老年期后对自己生活方式、人际关系方面的影响以及询问是否认同别人对他的角色期待。

(3) 角色的适应　让老年人描述对自己承担的角色是否满意以及与自己的角色期待是否相符,观察有无角色适应不良的身心行为反应,如头痛、头晕、疲乏、失眠、情绪低落、焦虑、抑郁、忽略自己和疾病等。

二、文化评估

文化是特定人群为适应社会环境和物质环境而形成的共同的行为和价值模式,包括知识、信息、艺术、习俗、道德、法律和规范。价值观、信念和信仰、习俗是文化的核心要素,与健康密切相关,决定着人们对健康、疾病、死亡的观点和信念,是文化评估的主要内容。老年人的文化评估与成年人相同,但是老年住院病人容易发生文化休克。

1. 评估的目的　了解老年人的文化差异,最大限度地满足老年人的护理需求。通过文化评估制订出符合老年人文化背景、切合实际的护理措施。

2. 评估的内容和方法　可以通过访谈提问的方式进行。评估时应充分考虑老年人的文化背景、民族差异,分析老年人在健康观念、求医方法、习惯与传统的治疗方法上是否存在文化差异,并努力探索影响老年人健康的各种文化因素。

(1) 价值观　了解老年人的价值观及对自身健康问题的认识与决策。

(2) 信念与信仰　了解老年个体对有关疾病、健康的信念以及所处的文化背景对其健康信念的影响、宗教信仰对老年人健康的影响。

(3) 风俗与习惯　询问不同文化区域的风俗与习惯,包括饮食、礼节、家庭习惯、民间疗法等。

(4) 文化休克　是个人生活在一个陌生的文化环境里所产生的迷惑与失落的经历。住院病人因住院,从一个熟悉的环境进入一个陌生的环境,由于医患沟通障碍、日常活动改变、与家人分离的孤独、习惯与信念的差异等因素造成对病人的压力,称为住院病人的文化休克。主要表现为焦虑、恐惧、沮丧、绝望等情感反应。

三、家庭与环境评估

老年人的健康与其生存的环境有着密切的关系,当老年人不能够调节和适应环境的变化时,则可能导致疾病的发生。

1. 家庭评估　家庭指由婚姻、血缘或收养而产生的亲属间共同生活的一个群体。家庭因素可以直接影响老年人的身心健康。

（1）家庭评估的目的　通过对家庭的评估了解家庭对老年人健康的影响,从而有助于制订恢复老年人健康的护理方法。

（2）家庭评估的内容和方法　包括家庭成员的基本资料、家庭类型与结构、家庭成员的关系、家庭功能和资源以及家庭压力等方面。常用于家庭功能评估的量表为 APGAR 家庭功能量表（附录量表九）,包括家庭功能的 5 个重要部分,即适应度 A（adaptation）、合作度 P（partnership）、成长度 G（growth）、情感度 A（affection）和亲密度 R（resolve）。

2. 环境评估　环境是人类生存空间中任何的一种客观存在或指人类生存的环绕区域,是人类赖以生存、发展的社会与物质条件的综合体。

（1）环境评估的目的　通过对环境的评估去除影响老年人生活行为的不利因素,创造安全、舒适、美观的生活环境,促进老年人生活质量的提高。

（2）环境评估的内容和方法　环境包括物理环境和社会环境两大类。物理环境又称自然环境,是指一切存在于机体外环境的物理因素的总和。由于人口老龄化以及空巢家庭的日益增多,许多老年人面临着独立居住生活的问题。对老年人进行环境评估时,应了解其居住环境中的特殊资源及对目前居住环境的特殊要求。评估内容包括居住安全环境和社区环境。居住安全环境（附录量表十）是评估的重点。社会环境包括经济、生活方式、社会关系与社会支持等方面。这些因素与老年人的健康有密切的关系。①经济:对老年人的健康以及病人角色适应有很大的影响。可通过询问了解老年人的经济状况,包括经济来源、家庭有无经济困难、医疗费用的支付形式等。②生活方式:通过交谈或直接观察评估老年人饮食、睡眠、活动和娱乐等方面的习惯,了解有无吸烟、酗酒等不良嗜好以及给老年人带来的负面影响。③社会关系与社会支持:评估老年人是否有支持性的社会关系网络,如家庭成员是否和睦,家庭成员、亲属向老年人提供帮助的能力以及对老年人的态度和支持。与邻里、老同事的关系,参与社会团体情况和参与社会活动频度以及有无社会孤立的倾向。社区配套建设是否完善,社区提供老年人的医疗保健、家务照护的社会服务,护理人员提供给老年人的照顾帮助和支持性服务等。

第四节　老年人生活质量评估

人口老龄化已成为世界各国面临的重大问题,加强老年保健,提高老年人生活质量已成为世界公共卫生的一项重要工作。

一、生活质量评估的意义

（一）生活质量的概念

生活质量是一个包含生理、心理、社会功能的、比健康更广的综合概念,包括健康以及生活水平、住房质量、邻里关系、工作满意度等人在社会中所经历的各个方面。

1993 年 WHO 对其定义:生活质量是指不同文化和价值体系中的个体对与他们的生存目标、期望、标准以及所关心的事情相关的生存状况的感受。

中国老年医学会的定义:老年人生活质量是指 60 岁或 65 岁以上的老年人群对自己身体、精神、家庭和社会生活满意的程度及老年人对生活的全面评价。

（二）生活质量评估的意义

1. 生活质量是多维性的,不但包括躯体健康、心理健康、社会适应能力,还包括其生存环境的

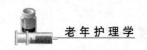
老年护理学

状况,如经济的收入、住房情况、邻里关系、工作情况、卫生服务的可及性、社会服务的利用情况等方面。

2. 生活质量包括测量健康的正向和负向两个方面,其健康测量范围增大。

3. 生活质量更注重疾病造成的结果(包括躯体、心理和社会功能的改变),为卫生服务和社会服务需求提供间接的依据。

4. 生活质量评价的主体是受检者,从单一的强调个体生活的客观状态发展到同时注意其主观感受。可获得其他检查方法不能得到的信息,如疼痛、情绪、满意度、幸福感、对自身健康状况的认识等。而且资料获得的方法简单、方便、直接,不会给受检者带来任何痛苦。

5. 生活质量具有文化依赖性,评价时应依据个体所处的文化和社会环境。

6. 生活质量评价既可揭示个体生活质量的高低,又可反映群体健康水平。不仅可对个体健康状况进行测定,而且还可反映特定人群总的健康水平。

二、生活质量评估的内容

生活质量综合评估是一种新的健康测量与评价技术,常采用生活满意度量表、幸福度量表和生活质量综合问卷进行评估。

(一) 生活满意度评估

生活满意度是个人生活的综合认知判断,主要是个体生活的一个总体的概括认识和评价。作为一个认知因素,生活满意度常被看成是主观幸福感的关键指标,是对快乐的补充,是主观幸福感的一种更有效的衡量标准。

目前,国内外学者对生活满意度已经形成了一个比较一致的看法:生活满意度是个人依照自己选择的标准对自己大部分时间或持续一定时期生活状况的总体性认知评估,是指个人对生活总的观点以及现在实际情况与希望之间、与他人之间的差距。它是衡量某一社会人们生活质量的重要参数。

生活满意度指数是由英国莱斯特大学社会心理学家阿德里安·怀特(Adrian White)建立的,是用来测量老年人心情、兴趣、心理、生理主观完美状态的一致性。常用的测量量表是生活满意度指数(the life satisfaction index,LSI)(附录量表十一),这是老年研究中的一个重要指标,用于测量老年人心理、生理、心情、兴趣主观完美状态的一致性。它从对生活的兴趣、决心和毅力、知足感、自我概念及情绪 5 个方面进行评估,通过 20 个问题反映生活的满意程度。量表中 12 项为正向指标,8 项为负向指标。

(二) 主观幸福感评估

主观幸福感(subjective well - being,SWB)主要是指人们对其生活质量所做的情感性和认知性的整体评价。因而决定人们是否幸福的并不是实际发生了什么,关键是人们对所发生的事情在情绪上作出何种解释。因而 SWB 是一种主观的、整体的概念,同时也是一个相对稳定的值,它是评估相当长一段时期的情感反应和生活满意度。

主观幸福感是反映某一社会中个体生活质量的重要心理学参数,包括认知和情感两个基本成分。Kozma 于 1980 年制定的纽芬兰纪念大学幸福度量表(Memorial university of Newfoundland scale of happiness,MUNSH)(附录量表十二),是老年人精神卫生状况的恒定的间接指标,已成为老年人精神卫生测定和研究的有效工具之一。

（三）生活质量综合评估

生活质量的综合评估不仅包括老年人躯体、心理和社会功能等方面的客观状态,还应注意以老年人的体验为基础的主观评价。常用的适合老年人群生活质量评估的量表有生活质量综合评定问卷(generic quality of lifelnventory – 74)和老年人生活质量评定表(附录量表十三)。

老年人生活质量评定表从身体健康、心理健康、社会适应和环境适应4个方面对老年人的生活进行综合评估,主要反映内环境、外环境因素对老年人的生理功能、精神心理状态、社会活动以及生活美满的影响。该表可由老年人自行填写,也可由医护人员逐项整理后填写。评分标准如下。

1. 身体健康　12 分为优良;8 ~ 11 分为良好;5 ~ 7 分为较差;4 分为差。
2. 心理健康　9 分为优良;6 ~ 8 分为良好;4 ~ 5 分为较差;3 分为差。
3. 社会适应　6 分为优良;4 ~ 5 分为良好;3 分为较差;2 分为差。
4. 环境适应　6 分为优良;4 ~ 5 分为良好;3 分为较差;2 分为差。

以上各项相加即为总分。总分在30 ~ 33 分者,说明生活质量良好,应继续采取原有的合理的生活方式,积极防治老年性疾病,力争健康长寿;总分在20 ~ 29 分者,说明生活质量在中等水平,应进一步检查生活方式是否合理,及时发现问题并积极改善,不断提高生活质量;总分在11 ~ 19 分者,说明生活质量差,应争取保持和恢复生活自理功能,提高生活质量,延长健康期望寿命。

第五节　老年人常见心理社会问题

老年人身体功能的退行性变化和社会角色的改变会给老年人的心理健康带来一系列的问题,常见的心理问题有焦虑、离退休综合征和空巢综合征等。

一、焦虑

焦虑是一种普遍的情绪反应,适度的焦虑,能使人体思维敏捷、判断准确、体力充沛;中度或中度以上的焦虑对人体产生不利影响,甚至发展为焦虑障碍。

焦虑是指一种缺乏明显客观原因的内心不安或无根据的恐惧,预期即将面临不良处境所形成的一种紧张不安的情绪状态。表现为持续性精神紧张、发作性惊恐状态以及自主神经功能失调3方面症状,分为急性焦虑和慢性焦虑2类。

急性焦虑可表现为惊恐发作,发作时突然感到不明原因的内心紧张、心烦意乱、坐卧不安、睡眠不稳、口干、心悸、脉搏加快、多汗、血压升高、呼吸加快等;也可表现为较平时敏感、易激惹。

慢性焦虑表现为持续性精神紧张,如老年人常表现为提心吊胆、有不安的预感、注意力不集中、健忘等。平时比较敏感,生活中稍有不如意的事就心烦意乱,易与他人发生冲突,有时会生闷气、发脾气等。

老年人焦虑的防治措施主要有指导和帮助老年人及其家属认识、分析焦虑的原因和表现,如正确对待离退休问题,想办法解决经济困难,积极治疗原发病等。指导老年人保持良好的心态,学会自我疏导和自我放松。帮助老年人的子女学会谦让和尊重老年人,理解老年人的焦虑心理,鼓励和倾听老年人的内心宣泄,真正从身心方面关心体贴老年人。重度焦虑应遵医嘱应用抗焦虑药如地西泮、氯氮草等进行治疗。

二、离退休综合征

离退休综合征是指老年人在离退休以后出现的适应性障碍。离退休是生活中的重大事件,

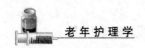

退休后其收入减少、社会地位改变,生活内容和人际关系等发生巨大变化,这些应激因素使一些老年人在一定时期内难以适应,出现失落感、自卑感、孤独感以及一些偏离常态的行为,常引发各种疾病,影响老年人的身心健康,加速老化过程。主要表现:①焦虑症状,坐卧不安、小动作多、行为重复,严重者出现强迫性定向行走;性格发生变化,敏感多疑、烦躁不安;睡眠质量差、心悸、全身燥热等。②抑郁症状,情绪低落、沮丧、意志消沉;有强烈的失落感,对未来生活悲观失望;行为退缩、兴趣减退,甚至生活不能自理。③躯体症状,头痛、头晕、乏力、失眠、疼痛、全身不适等。严重的抑郁应警惕自杀的倾向。社会对离退休老年人应该给予更多的关注,家庭要关心和尊重离退休老年人的生活权益,在精神和物质两方面给予关怀和照顾,使他们感到精神愉悦、心情舒畅。

三、空巢综合征

"空巢"是指家庭中无子女或子女成人后离开家庭,只剩下中老年人独自生活的现象,尤其是老年人单身家庭。"空巢综合征"是指老年人生活在空巢环境中,由于人际关系疏远而产生被分离、舍弃的感觉,出现孤独、寂寞、空虚、伤感、情绪低落及精神委靡等心理失调症状。主要表现:①精神空虚,无所事事,可出现情绪不稳、烦躁不安、消沉抑郁等。孤独、无助、悲观、社会交往少,对子女充满期待。②躯体化症状,如失眠、早醒、睡眠质量差、头痛、乏力、食欲缺乏、心悸、气促、消化不良、高血压等。

护理人员应指导老年人正确对待离退休和"空巢"现象;引导老年人调整心态,应对"空巢"出现;建立和谐的家庭关系;充分发挥社会支持系统的作用(详见本章第五节老年人心理健康的维护与促进)。

第六节　老年人心理健康维护与促进

第3届国际心理卫生大会将心理健康(mental health)定义为:指在身体、智能以及情感上与他人的心理健康不相矛盾的范围内,将个人心境发展成最佳状态。心理健康包括2层含义:一是与绝大多数人相比,其心理功能正常,无心理疾病;二是能积极调整自己的心态,顺应环境变化,充分发挥自己的能力,完善自我。也就是说心理健康不仅是没有心理疾病,而且个人有良好的适应能力以及得到充分发展。

一、老年人心理健康标准的评定

综合国内外心理学专家对老年人心理健康标准的研究,结合我国老年人的实际情况,老年人心理健康的标准可以从6个方面评定。

1. 智力正常　智力正常是人正常生活必须具备的最基本的心理条件,是心理健康的首要标准。主要体现在有正常的感觉和知觉、正常的思维和良好的记忆。在判断事物时,基本准确,不发生错觉;在回忆往事时,记忆清晰;在分析问题时,条理清晰;在回答问题时,思路清晰;在平时生活中,有比较丰富的想象力。

2. 情绪稳定　积极的情绪多于消极的情绪,能够正确评价自己和外界的事物,能够控制自己的行为,办事较少盲目性和冲动性。

3. 意志坚强　意志力非常坚强,能经得起外界事物的强烈刺激,有较强的应激和承受能力。遇到困难时,能够运用自己的意志和经验去克服。

4. 人格健全　个性中的能力、需要、兴趣、性格和气质等各个心理特征和谐而统一。能够充分地了解自己,客观分析自己的能力,并作出恰如其分的判断,有限度地发挥自己的才能和兴趣爱好,体验成功感和满足感。

5. 人际关系融洽　乐于帮助他人,也乐于接受他人的帮助。与家人保持情感上的融洽,能得到家人发自内心的理解和尊重。与过去的朋友和现在结识的朋友都能保持良好的关系。

6. 行为正常　能坚持正常的生活、工作、学习、娱乐等活动。一切行为符合自己在各种场合的身份和角色。

二、老年人心理健康维护与促进的原则与措施

（一）维护与促进老年人心理健康的原则

1. 适应原则　适应是个体为满足生存的需要与环境发生调节作用,包括改造环境适应个体的需要或改造自身适应环境的需要。人对环境的适应、协调,不仅是简单的顺应、妥协,而更主要的是积极、主动、能动地对环境进行改造以适应个体的需要。因此,应指导老年人要学会适应环境,并减少环境中的不良刺激对其身心的影响,以维护和促进心理健康。

2. 系统原则　人是一个开放系统,与自然环境、社会环境相互作用、相互影响。因此,要维护与促进老年人的心理健康需关注个人、家庭、社区及社会对机体的影响,只有从自然、社会文化、人际关系等多方面、多角度、多层次考虑和解决问题,才能达到系统内外环境的协调与平衡。

3. 发展原则　人的心理健康状况是一个动态发展的过程,人在不同年龄阶段、不同时期、不同身体状况和不同的环境中其心理状况是动态的、发展的。因此,要全面评估老年人现有的心理健康水平,并以发展的观点维护和促进其心理健康。

（二）维护与促进老年人心理健康的措施

1. 帮助老年人树立正确的健康观　"生、老、病、死"是人的自然规律。老年人常常对自己的健康状况持消极评价,过度担心自己的疾病和不适,可能引发疑病倾向、焦虑、抑郁等心理问题,加重疾病和躯体不适,加速衰老,对健康十分不利;只有树立正确健康观,正确认识衰老,对待疾病,对待死亡,保持乐观、通达的情绪,养成良好的生活方式,积极进行身心保健,才能达到健康老龄化。

2. 指导老年人做好离退休的心理调节　帮助老年人树立"老有所为、老有所乐、老有所学"的观念。离退休后经济收入、社会地位和人际关系都发生了巨大的改变。因此,常引起老年人不同程度的不适应,表现为失落、自卑和孤独,一般需要一定的时间才能适应离退休后的生活。为使老年人更好、更快地适应离退休后的生活,应做到以下 3 方面内容。

（1）为退休做好心理上的准备　离退休之前积极做好各种准备,如正确看待离退休经济上的收支、生活上的安排。一些调查研究表明,退休前做好妥善安排,心理准备良好的老年人,退休后生活及心理适应较快。退休后做一次探亲访友或旅游有利于老年人的心理平衡。

（2）为退休做好行为上的准备　人年龄越大,生活习惯和个性定型就越稳固,越难以改变。因此,在退休之前要尽早培养各种兴趣爱好,根据自己的体力、精力,安排好自己的活动时间,或预订一份轻松的工作,使自己退而不闲,为社会发挥余热。

（3）消除因退休而产生的消极情绪　老年人离开工作岗位,常有"人走茶凉"的感觉,由此而造成心理上的失落、孤独和焦虑。为减少退休产生的心理不适,老年人不妨多与亲朋好友来往,将自己心中的抑郁、苦恼通过交谈等方式进行宣泄,及时消除和转化不良情绪,求得心理上的平衡和舒畅。

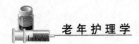

3. 指导老年人妥善处理好家庭关系　家庭是老年人生活的主要场所。家庭关系和睦、家庭成员互敬互爱有利于老年人的健康长寿;反之,家庭不和、家庭成员之间关系恶劣,则对老年人的身心健康十分有害。鼓励老年人主动调整自己与晚辈的关系,晚辈应理解、关心和照顾老年人,家庭成员要为老年人的衣、食、住、行、学、乐等创造条件,为老年人提供便利和必要的情感、经济和物质上的帮助,共同建立良好的亲情;空巢家庭中,老年人应正确面对子女成家立业离开家的现实,不过高期望和依赖子女对自身的照顾,善于利用现代通信与子女沟通,子女则应经常看望或联系父母,让父母感受天伦之乐;老年夫妻间要相互关心照顾、相互宽容、适应,还要注重情感交流和保持和谐、愉悦的性生活;鼓励老年人与家人或其他老年人共同居住。

4. 指导老年人注重日常生活中的心理保健

(1) 培养广泛的兴趣爱好　对老年人而言,广泛的兴趣爱好不仅能开阔视野,扩大知识面,丰富生活,陶冶性情,充实他们的生活,而且能够有效地帮助他们摆脱失落、孤独、抑郁等不良情绪,推迟和延缓衰老,促进生理及心理健康。因此,老年人要根据自己的情况,有意识地培养一些兴趣爱好,如书法、绘画、摄影、园艺、旅游、烹调、下棋、钓鱼等,让老年人的晚年生活丰富多彩。

(2) 培养良好的生活习惯　大多数老年慢性病都是不良的生活方式和生活习惯引起的,如高血压、糖尿病、冠心病等。因此应指导老年人要做到起居有常、饮食有节、戒烟节酒、修饰外表、装饰环境、适当扩大社会交往范围、多交朋友、多接触大自然。赏玩一些花、鸟、工艺品或字画等,使生活环境幽静、心情舒畅。有助于克服消极心理,振奋精神,怡然自得。

(3) 坚持适量运动　坚持适量运动有益于老年人的身心健康。适量运动有助于改善老年人的体质,增强脏器功能,延缓细胞代谢和功能的老化。运动还能减轻老年人生活中的孤独、抑郁和失落的情绪。

5. 发挥社会支持系统的有效作用　创造尊老、敬老、爱老的良好氛围,弘扬中华民族尊老爱幼的传统美德。充分发挥社会支持系统的作用,为老年人提供优质的心理卫生服务。政府、社会、单位、邻里、家庭和亲友等都应对老年人给予关心、安慰、同情和支持,为老年人建立起广泛的社会支持系统网,帮助老年人克服和战胜生活中各种危机和应激,满足老年人的物质和文化需求,体现和谐社会的良好社会风范。《老年人保护法》、《老年人福利法》等法规的制定和完善,也为维护老年人的合法权益,增强老年人安全感,提供了有力的社会保障。

【护考链接】
1. 老年人的心理特点。
2. 老年人心理健康的标准。
3. 维护与促进老年人心理健康的护理措施。

【课后练习】
1. 老年人虽然死记硬背能力减退,但理解能力变化不大,因此保持比较好的记忆是(　　)
   A. 近期记忆　　　B. 远期记忆　　　C. 机械记忆
   D. 逻辑记忆　　　E. 次级记忆

2. 老年人的晶态智力一般不随年龄的增长而减退。晶态智力是指(　　)
   A. 理解能力　　　B. 反应速度　　　C. 近期记忆力
   D. 思维敏感度　　　E. 知觉整合能力

3. 病人,女性,67 岁。近年来明显感到自己对数字的记忆减退,特别是电话号码等。该表现说明病人的记忆能力开始下降,具体减弱了(　　)

A. 近期记忆　　　　B. 远期记忆　　　　C. 机械记忆

D. 逻辑记忆　　　　E. 次级记忆

（4~5 题共用题干）

病人,女性,72 岁。2 年前出现记忆力问题,过去注意仪表,近期出现找不到回家的路、不洗澡、不换衣服。

4. 使用心理学检查的方法是（　　）

A. 抑郁自评量表　　B. 焦虑自评量表　　C. 住院病人观察量表

D. 简易智力状况检查　　E. 简明精神病评定量表

5. 护理人员在与病人沟通时重要的技巧是（　　）

A. 倾听　　　　B. 接受　　　　C. 肯定

D. 澄清　　　　E. 重构

（曹美玲）

第三章　老年人健康保健

◉学习目标

　　识记:老年人的健康保健概念、目标、原则;社区老年保健的服务对象。

　　理解:老年自我保健的意义和内容;我国老年保健的策略。

　　运用:能结合老年人具体健康状态,制订保健计划。

【案例】

　　王某,男性,66岁,中学校长。于1个月前退休,因心悸、胸闷、烦躁、失眠3日就医,各项检查无异常,门诊以神经衰弱收入病房。退休前身体健康、积极乐观、工作繁忙,退休后独自在家。

　　问题探讨:

　　1. 该病人的健康问题可能是什么原因导致的?

　　2. 我们应该怎样帮助该病人保持健康?

第一节　概　　述

　　随着中国经济社会快速发展,人民生活水平和医疗卫生保健事业的巨大改善,生育率持续保持较低水平,老龄化进程逐步加快。预防控制老年性疾病,减缓生理、心理的衰老过程,做好老年保健,帮助老年人延年益寿的同时提高老年生活质量,这是社会当前十分重要的任务。科学有效地为老年人提供系统全面的健康保健是老年护理学研究的重要内容。

一、老年保健的概念

　　老年保健(healthcareinelderly)是指在平等享用卫生资源的基础上,充分利用现有的人力、物力,以维护和促进老年人健康,使老年人得到基本的医疗、护理、康复、保健等服务。

　　老年保健事业是以维持和促进老年人健康为目的,为老年人提供疾病的预防、治疗、功能锻炼等综合性服务,同时促进老年保健和老年福利发展的事业。例如,建立健康手册、健康教育、健康咨询、健康体检、功能训练等保健活动,都属于老年保健范畴。

　　老年保健组织对于保障老年人的健康和生活具有重要意义。随着社会的进步和医学的发展,我国老年人的保健组织和机构正在不断发展和健全。在老年人的保健组织中,护理人员的作用日趋增加,帮助所有老年人达到“老有所养,老有所医”。

二、老年保健的目标

　　全球老年保健的目标是增进老年人的健康水平,提高老年人的生活质量。具体包括以下内容。

1. 实现健康老龄化　科学的发展使人类认识到,衰老与疾病虽有一定联系,但衰老并不是一种疾病。衰老是一个渐进的缓慢过程。在生命晚期,人们仍然可以保持良好的生理功能,人们有可能摆脱人口老龄化造成的重大影响,实现健康的老龄化目标。健康的老龄化不仅仅是延长人类的生物学年龄,还应延长人类的心理年龄与社会年龄。健康的老龄化并非是指老年人长寿不生病,而是旨在使老年人健康的寿命和独立生活的寿命更长,缩短老年人伤残期与需要依赖他人护理的时期;延长参与社会的年限,缩短与社会隔绝及受漠视的年龄,使老年人能保持社会的整体性与社会的竞争力。健康的老龄化保健措施是综合措施,其重点在于对衰老与疾病的预防性措施和预防性治疗上,因此可能是老龄化社会投入最少而效益最高的战略性措施。

2. 提高老年人的生活质量　通过加强医疗保健工作,强化预防保健措施,增进和维护老年人的健康,尽可能使老年人不生病、少生病或减缓其发展为失去活动能力、致残的进程,使老年人在延长生命的同时,具有较高的生命质量。也就是让老年人能保持良好的日常活动和正常生理功能,此即健康期望寿命。期望寿命的终点是死亡,而健康期望寿命的终点是日常生活活动自理能力的丧失。

三、老年保健的基本原则

(一) 我国的老年保健原则

1. 全面性原则　老年人健康包括身体、心理和社会三方面的健康,故老年保健也应该是多维度、多层次的。全面性原则包括老年人的躯体、心理及社会适应能力和生活质量等方面的问题和疾病及功能障碍的治疗、预防、康复及健康促进。因此,建立一个统一的、全面的老年保健计划是非常有益的。许多国家已经把保健服务和计划纳入不同的保健组织机构,例如身体的、心理的和环境的组织机构中,为了使这些机构能与各种社会服务一起更好地适应老年人具体的健康需求,需要寻找一个更为统一协调的办法。

近20年来各发达国家更加重视以支持家庭护理为特色的家庭保健计划,这一计划中的医护人员或其他服务人员可以为居家的老年人提供从医疗咨询、诊疗服务、功能锻炼、心理咨询一直到社会服务的一系列支持性服务,受到老年人的欢迎。

2. 区域化原则　就是以社区为基础提供的老年保健,为了使老年人能方便、快捷地获得保健服务,使服务提供者能更有效地组织保健服务,所提供的以一定区域为单位的保健。社区老年保健的工作重点是针对老年人独特的需要,确保在要求的时间、地点,为真正需要服务的老年人提供社会援助。为此,受过专门训练的人员是非常重要的。疾病的早期预防、早期发现和早期治疗,营养、意外事故、安全和环境问题及精神障碍的识别,常依赖于医师、护理人员、社会工作者、健康教育工作者、保健计划设计者所受到的老年学和老年医学方面的训练。另外,还需要有老年病学和精神病学专家在制订必要的老年人保健计划和服务方面给予全面指导。

3. 费用分担原则　由于日益增长的老年保健需求和紧缺的财政支持,老年保健的费用应采取多渠道筹集社会保障基金的办法,即政府承担一部分、保险公司的保险金补偿一部分、老年人自付一部分。这种"风险共担"的原则越来越为大多数人所接受。

4. 功能分化原则　老年保健的功能分化是随着老年保健的需求增加,在对老年保健的多层次性有充分认识的基础上,对老年保健的各个层面有足够的重视,在老年保健的计划、组织和实施及评价方面有所体现。例如由于老年人的疾病有其特征和特殊的发展规律,老年护理院和老年病医院的建立就成了功能的最初分化;再如老年人可能会存在特殊的生理、心理和社会问题,

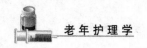

因此不仅要有从事老年医学研究的医护人员,还应当有精神病学家、心理学家和社会工作者参与老年保健,在老年保健的人力配备上也显示明确的功能分化。

（二）联合国老年政策原则

1. 独立性原则

（1）老年人应当借助收入、家庭和社区支持及自我储备去获得足够的食物、住宅及庇护场所。

（2）老年人应当有机会继续参加工作或其他有收入的事业。

（3）老年人应当能够参与决定何时及采取何种方式从劳动力队伍中退休。

（4）老年人应当有机会获得适宜的教育和培训。

（5）老年人应当能够生活在安全和适合于个人爱好和能力变化相适应以及丰富多彩的环境中。

（6）老年人应当能够尽可能长时间生活在家中。

2. 参与性原则

（1）老年人应当保持融入社会,积极参与制订和实施与其健康直接相关的政策,并与年轻人分享他们的知识和技能。

（2）老年人应当能够寻找和创造为社区服务的机会,在适合他们兴趣和能力的位置上做志愿者服务。

（3）老年人应当能够形成自己的协会或组织。

四、老年自我保健

（一）自我保健的概念

自我保健(self care),是指人们为保护自身健康所采取的一些综合性的保健措施。WHO 提出"自我保健是个人、家庭、邻里、亲友和同事自发进行的卫生活动"。

老年自我保健是指老年人利用自己掌握的医学知识、养生保健方法和简单易行的康复理疗手段,依靠自己、家庭或其他社会支持系统对身体进行自我观察、判断、预防、治疗和护理等活动。老年保健最重要的是老年人自我保健。

通过自我保健,能不断地调整生理和心理的平衡,逐步养成良好的生活习惯,建立起一套适合自身健康状况的养生方法,以达到增进健康,防病治病,提高生活质量,延缓衰老和延年益寿的目标。

（二）老年自我保健的内容

1. 自我预防　建立健康的生活方式,养成良好的生活、饮食、卫生习惯,坚持适度锻炼身体,这是预防疾病的重要措施。

2. 自我监测　自我监测就是老年人对自身的健康状况或疾病动态进行测定,观察自觉症状和自己身体所发生的变化,及时发现异常或危险的信号并作出较为准确的评价。

3. 自我判断　根据对自我监测所得到的症状、体征等资料的分析,对自己的疾病和身体状况能够作出初步的判断。

4. 自我治疗　对于病情单纯的、能准确判断的小伤小病,无需到医院就诊,而用家庭常备药品、器械及采用饮食、运动、生活调理等手段进行治疗,如症状轻微的小外伤。

5. 自我护理　老年人根据自己的病情,利用自己的生活经验和已知的护理知识进行自我护理,对促进疾病早日康复,预防疾病的发展和传播及维护身体健康有重要的作用。

五、老年保健的新理念

1. 散步是最佳运动　对中老年人来说,散步是最佳运动。晨起散步,可增加肺活量;饭前

45分钟散步有利于肥胖者减轻体重;睡前1~2小时散步,可安神定志,防治失眠。

2. 有选择地摄入脂肪 老年人的饮食中应该保持一定量的脂肪供给,但不宜超过进食总能量的20%。进食的脂肪类食物应以含不饱和脂肪酸,尤其是以含ω-3系脂肪酸较多的食品为最佳选择,如鱼类、蛋类、甲壳类动物脂肪及橄榄油、玉米油和大豆油等植物脂肪等。

3. 保持体重稳定 最新研究资料表明,人的体重忽增忽减对身体的影响是最大的。所以保持体重的稳定更有利于健康,女性尤应如此。

4. 跟随音乐歌唱 人体某些肌肉(如四肢骨骼肌)可以通过体育锻炼得到增强,而内脏平滑肌却无法随锻炼来改善,惟有发出声音可以涉及到内脏平滑肌。唱歌既可以使音波传入内脏器官,引起平滑肌的振动而增强心、肝、肾等器官的功能,还可以通过声带振动扩张肺部,兴奋胸肌,增加肺活量。

第二节 社区老年保健

一、社区老年保健的服务需求

老年人卫生服务需求是由老年人健康状况所决定的。由于老年人慢性病患病率高,病程长,多数难以治愈,常伴有合并症,故老年人群是医疗保健服务需求量最高的群体。因此,老年保健服务是社区工作重心之一。

据研究结果显示,老年人对卫生服务的需求多样化,在医疗上的需求主要集中在急慢性病的治疗。有开设老年专科门诊、社区日间护理站和老年康复机构的需求,有社区提供护理照料及慢性病康复、护理的指导的需求。另调查发现,老年人对社区卫生服务需求选项最多的前5项是疾病诊疗、定期查体、健康咨询、保健指导、上门诊疗服务,其他还包括专家服务、家庭病床、家庭护理和康复性卫生服务等。

老年人对医疗服务需求并不强烈,但对包括家庭护理、家庭保健、家庭医师在内的社区卫生服务表示极大关注。90%以上的老年人表示需要与社区卫生服务机构保持联系,希望社区护理能解决输液、注射等问题。

从总体看,社区老年人口对社区卫生服务的需求是多方面的,希望能得到经常的医疗照顾、上门医疗服务、得到有关常见病多发病的医疗保健信息、有固定的保健医师并经常与之交流等保健需求。

二、社区老年保健的服务对象

(一)高龄老年人

高龄老年人是体质脆弱的人群,老年群体中60%~70%的人有慢性疾病,常有多种疾病并发。随着年龄的提高,老年人的健康状况不断退化,同时心理健康状况也令人堪忧。因此,高龄老年人对医疗、护理、健康保健等方面的需求加大。

(二)独居老年人

随着社会的发展和人口老龄化、高龄化及我国推行计划生育政策所带来的家庭结构变化和子女数的减少,家庭已趋于小型化,只有老年人组成的家庭比例在逐渐增高。特别是我国农村,青年人外出打工的人数越来越多,导致老年人单独生活的现象比城市更加严重。独居老年人很难外出就医,对医疗保健的社区服务需求量增加。因此,帮助独居老年人购置生活必需品,定期

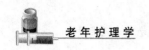

巡诊,送医、送药上门,为老年人提供健康咨询或开展社区老年人保健具有重要意义。

（三）丧偶老年人

丧偶老年人随年龄增高而增加,丧偶对老年人的生活影响很大,所带来的心理问题也非常严重。丧偶使多年的夫妻生活所形成的互相关爱、互相支持的平衡状态突然被打破,使夫妻中的一方失去关爱和照顾,常会使丧偶老年人感到生活无望、乏味,甚至积郁成疾。据世界卫生组织报告,丧偶老年人的孤独感和心理问题发生率均高于有配偶者,这种现象对老年人的健康是有害的,尤其是近期丧偶者,常导致原有疾病的复发。

（四）患病的老年人

老年人患病后,身体状况差,生活自理能力下降,需要经过全面系统的治疗,因而加重了老年人的经济负担。为缓解经济压力,部分老年人会自行购药、服药,而引起对病情的延误诊断和治疗。因此,应做好老年人健康检查、健康教育、保健咨询、配合医师治疗,促进老年人的康复。

（五）近期出院的老年人

近期出院的老年人因疾病未完全恢复、身体状况差,常需要继续治疗和及时调整治疗方案,如遇到经济困难等不利因素,疾病极易复发甚至导致死亡。因此,从事社区医疗保健的人员,应根据老年病人的情况定期随访。

（六）精神障碍的老年人

老年人中的精神障碍者主要是痴呆病人,包括血管性痴呆和老年性痴呆。随着老年人口增多和高龄老年人的增多,痴呆病人也会增加。痴呆使老年人生活失去规律,并且不能自理,常伴有营养障碍,从而加重原有的躯体疾病。因此,痴呆老年人需要的医疗和护理服务明显高于其他人群,应引起全社会的重视。

三、社区老年保健的措施

1. 定期为老年人进行健康体检　通过体检,可使许多老年疾病在无症状期内被发现,促使老年人了解、关心自身健康;增强遵医行为,提高治疗效果,改善疾病的预后。

2. 建立老年人健康档案　通过建立老年人健康档案,了解老年人社会、家庭及疾病的背景,便于评估老年人健康状况,为长期观察和连续追踪所患疾病的发生、发展过程,实施有针对性、系统性的保健计划和措施提供可靠依据。

3. 开展老年人健康教育　通过开展健康教育,使老年人获得相关的健康知识和技能,建立良好的生活方式,增强自我保健和自我照顾能力,提高生活和生命质量。

4. 进行老年人家庭的访视　通过家庭访视,向老年人提供完整、迅速、便捷的医疗保健服务。

第三节　国内外老年保健

一、我国老年保健的发展状况

（一）我国老年保健的发展概况

中国老年学和老年医学的研究开始于20世纪50年代中期,从20世纪80年代起发展迅速。1982年,中国政府成立了中国老龄问题全国委员会,逐步建立了老年学和老年医学研究机构,老年心理学、老年社会学等应运而生,老年保健也开始得到重视。2000年8月,中国政府制定了《关于加强老龄工作的决定》,确定了 21 世纪初老龄工作和老龄事业发展的指导思想、任务目标、基本原则,切实保障老年人的合法权益,完善社会保障制度,逐步建立起国家、社会、家庭与个人相结合的养老保障机制。2011 年 8 月国务院常务会议讨论通过了《中国老龄事业发展"十二五"规划》,研究部署进一步做好老年保险、保障工作,促进老龄事业更好发展,努力实现老有所养、老有所医、老有所教、老有所学、老有所为、老有所乐的工作目标。

1. 推进老年医疗卫生服务网点和队伍建设　将老年医疗卫生服务纳入各地卫生事业发展规划,加强老年病医院、护理院、老年康复医院和综合医院老年病科建设,有条件的三级综合医院应当设立老年病科。基层医疗卫生机构积极开展老年人医疗、护理、卫生保健、健康监测等服务,为老年人提供居家康复护理服务。基层医疗卫生机构应加强人员队伍建设,切实提高开展老年人卫生服务的能力。

2. 开展老年疾病预防工作　基层医疗卫生机构要为辖区内 65 岁及以上老年人开展健康管理服务,建立健康档案。组织老年人定期进行生活方式和健康状况评估,开展体格检查,及时发现健康风险因素,促进老年疾病早发现、早诊断和早治疗。开展老年疾病防控知识的宣传,做好老年人常见病、慢性病的健康指导和综合干预。

3. 发展老年保健事业　广泛开展老年健康教育,普及保健知识,增强老年人运动健身和心理健康意识。注重老年精神关怀和心理慰藉,提供疾病预防、心理健康、自我保健及伤害预防、自救等健康指导和心理健康指导服务,重点关注高龄、空巢、患病等老年人的心理健康状况。鼓励为老年人家庭成员提供专项培训和支持,充分发挥家庭成员的精神关爱和心理支持作用。争取老年痴呆、抑郁等精神疾病的早期识别率达到 40%。

（二）我国老年保健的策略

1. 老年人的医疗保健（老有所医）　大多数老年人的健康状况随着年龄的增长而下降,健康问题和疾病逐渐增多。可以说"老有所医"关系到老年人的生活质量。要改善老年人口的医疗状况,就必须首先解决好医疗保障问题。只有深化医疗保健制度的改革,逐步实现社会化的医疗保险,运用立法的手段和国家、集体、个人合理分担的原则,将大多数的公民纳入这一体系当中,才能改变目前支付医疗费用的被动局面,真正实现"老有所医"。

2. 老年人的生活保障（老有所养）　家庭养老仍然是我国老年人养老的主要方式,但是由于家庭养老功能的逐渐弱化,养老必然由家庭转向社会,特别是社会福利保健机构。建立完善社区老年服务设施和机构,增加养老资金的投入,确保老年人的基本生活和服务保障,将成为老年人安度幸福晚年的重要方面。

3. 老年人的文化生活（老有所乐）　老年人在离开劳动生产岗位之前,奉献了自己的一生,因此有权继续享受生活的乐趣。国家、集体和社区都有责任为老年人的老有所乐提供条件,积极引导老年人正确和科学地参与社会文化活动,提高身心健康水平和文化修养。老有所乐的内容十分广泛,如社区内可建立老年活动站,开展琴棋书画、阅读欣赏、体育文娱活动,饲养鱼虫花草,组织观光旅游,参与社会活动等。

4. 老年人的发展（老有所学）　时代在改变,知识在更新,老年人仍然存在着一个继续发展的需要。自 1983 年第一所老年大学创立以来,为老年人提供了一个再学习的机会,也为老年人的社会交往创造了有利的条件。老年学员通过一段时间的学习,精神面貌发生了很大改观,生活变得充实而活跃,身体健康状况也有明显改善,因此受到老年人的欢迎。老年人可根据自己的兴趣爱好,选择学习内容,如医疗保健、少儿教育、绘画、烹调、缝纫等,这些知识又给老有所为创造了

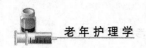

一定的条件,也有助于潜能的发挥。

5. 老年人的成就(老有所为)　老年人虽然在体力和精力上不如青年人和中年人,但老年人在人生岁月中积累了丰富的经验和广博的知识,是社会的宝贵财富。可以通过下面2个途径发挥老年人的余热。

(1) 直接参与社会发展　将自己的知识和经验直接用于社会活动中,如从事各种技术咨询服务、医疗保健服务、人才培养等。

(2) 间接参与社会发展　如献计献策、社会公益活动、编史或写回忆录、参加家务劳动支持子女工作等。在人口老化日益加剧的今天,不少国家开始出现了劳动力缺乏的问题,老有所为将在一定程度上缓和这种矛盾;同时,老有所为也为老年人增加了个人收入,对提高老年人在社会和家庭中的地位及进一步改善自身生活质量起到了积极的作用。

6. 老年人的教育及精神生活(老有所教)　一般来说,老年群体是相对脆弱的群体,经济脆弱、身体脆弱、心理脆弱。由于经济上分配不公、政治上忽视老年人、情感上淡漠老年人、观念上歧视老年人等都可能造成老年人的心理不平衡,从而不利于代际关系的协调,不利于社会的发展,甚至会造成社会的不安定因素。国内外研究表明:科学的、良好的教育和精神文化生活是老年人生活质量和健康状况的前提和根本保证。因此,社会有责任对老年人进行科学的教育,充分利用先进文化武装人、教育人、塑造人、鼓舞人。建立健康的、丰富的、高品位的精神文化生活将会成为21世纪老年人的主要追求。

二、国外老年保健的发展状况

(一) 英国

老年保健最初源于英国。目前英国有专门的老年人医院,对长期患病的老年人实行"轮换在院制度",有利于老年人心理健康和对老年病人的管理。同时建立了以社区为中心的社区老年保健服务机构,并配有老年病专科医师,有健全的老年医疗保障系统。

(二) 美国

美国在1915～1918年提出了老年保健问题,逐步制定了与老年人保障制度有关的《社会保障法》和医疗保险条款。1965年,美国政府进行了《社会保障法》的修订,老年健康保险作为第十八条被写进去。从1966年7月开始,美国老年人开始享有老年健康保险。美国克林顿时代决定要使至少50%医科学生在毕业后成为全科医师,以保证社区老年医疗服务。美国的老年服务机构有护理之家、日间护理院、家庭护理院等。

(三) 国际老年保健趋势

老年人患病多数是难以治愈的慢性病,根据长期的实践经验,各国已逐步把老年保健工作的重点转移到更有成效地预防功能减退、维护老年人躯体活动自主(autonomy)等方面。促进健康的老龄化已成为卫生保健的最终目标。

1. 老年保健内容的全面性得到重视　提高老年人健康水平的关键是预防残疾发生。对残疾发生的决定性因素的多维纵向研究结果表明,只有从社会、环境、心理多个领域采取措施才能取得事半功倍的效果。为了弥补单纯由专科医师关心疾病的传统做法的不足,一些国家试用"全国老年病学评价(comprehensive geriatric assessment,CGA)"的方法,综合评估发生功能减退的危险因素,采取措施进行干预,以降低病死率和延缓残疾。

2. 重新审视长期照顾服务的组织方式　欧洲各国不鼓励新建养老机构,提倡多发展位于照料需求者附近的、更家庭化服务的社区模式。地区性保健和生活福利结合一体,以满足老年人更愿意留在熟悉的社区内与家庭成员保持亲密联系的心理需要。一些国家根据社会发展的需要,适应老年人及其家属的要求,在老年医疗保障外,在解决老年人的照料问题上,先后建立老年护理服务制度及老年护理保险体系,成为试行医疗改革、完善国民社会保障体系中的一个有力的举措。

【护考链接】

1. 我国老年保健策略。

2. 老年自我保健的内容。

【课后练习】

1. 全球老年保健的目标是(　　)

　　A. 延年益寿

　　B. 增进老年人的健康水平,提高老年人的生活质量

　　C. 治疗老年人疾病

　　D. 帮助老年人获得家庭照顾

　　E. 提高老年人对医疗和社会的满意度

2. 下列哪项不是我国老年保健原则(　　)

　　A. 全面性原则　　　　B. 区域化原则　　　　C. 费用分担原则

　　D. 公平化原则　　　　E. 功能分化原则

3. 我国要真正实现"老有所医"必须依靠(　　)

　　A. 集体力量　　　　　B. 个人力量　　　　　C. 家庭力量

　　D. 国家力量　　　　　E. 国家、集体、个人合理分担

4. 以下哪项不是我国老年保健的原则(　　)

　　A. 全面性原则　　　　B. 功能分化原则　　　　C. 区域化原则

　　D. 独立性原则　　　　E. 费用分担原则

5. 以下哪个不是社区老年保健的主要服务对象(　　)

　　A. 健康老年人　　　　B. 独居和丧偶老年人　　　C. 患病的老年人

　　D. 新出院的老年人　　E. 精神障碍的老年人

(唐庆蓉)

第四章　老年人安全用药与护理

◎学习目标

识记:老年人药物代谢特点和老年人用药原则。

理解:人体器官系统老化和代谢改变对药物代谢的影响;老年人用药注意事项。

运用:能结合老年人的具体病情,为老年人提供安全用药护理和指导。

【案例】

孙某,女性,70多岁。频发室性期前收缩,门诊就医治疗时,给予口服胺碘酮0.2 mg,每日3次,2日后医师调整了用药次数,给予每日1次,2周后,出现肺泡纤维性肺炎、病态窦房结综合征、甲状腺功能亢进症、便秘等表现。收治入院,停用胺碘酮后,2月以后观察余血中还能查出该药含量。

问题探讨:

1. 为什么2个月后血中还能查出该药含量?

2. 血中胺碘酮浓度增高时会出现哪些不良反应?

3. 针对该病人如何进行胺碘酮的用药护理?

第一节　概　　述

药物治疗是帮助老年人战胜疾病、恢复健康、减少并发症和死亡的重要措施之一。老年人由于年龄的增长,机体各组织器官的结构和生理功能均有不同程度退化,药物在体内的吸收、分布、代谢和排泄能力也随之相应发生变化,容易蓄积在体内,致使药物在体内的半衰期延长。同时,老年人肝肾功能减退,药物排泄变慢,并且常患有多种疾病,以致使用药品种类增多,容易发生药物中毒或不良反应等。因此,护理人员必须了解药物代谢以及药效学的特点,掌握安全用药的原则和护理措施,指导老年人进行安全用药,避免和减少药物不良反应,提高药物疗效。

一、老年人药物代谢特点

(一) 药物吸收

1. 老年人胃肠道吸收功能退化,药物吸收的速度与程度下降,主动转运和吸收钙、铁、乳糖等物质的能力明显下降。使某些药物如对乙酰氨基酚等的达峰时间延长,血药峰浓度降低,也可使某些在胃中代谢的药物如左旋多巴因胃排空减慢而有效吸收减少。

2. 老年人胃壁细胞功能降低,胃酸分泌比年轻人减少25%～35%,胃液pH值增高,可改变某些药物的溶解性,从而影响药物吸收。由于胃酸分泌减少,可使弱酸性药物如苯巴比妥离子化程度增大,因而药物吸收减少,对于需要酸性环境水解生效的前体药物,就会降低其生物利用度。

3. 联合用药也影响某些药物的吸收,如泻药可减少其他口服药物的吸收。

4. 胃肠道排空速率减慢,药物在胃内停留时间延长,对胃肠道刺激增加,同时也可造成药物在胃内吸收量的改变。如对乙酰氨基酚,由于排空速度减慢,因而达有效血药浓度的时间推迟。

（二）药物分布

药物的分布取决于人体内血流量的多少、血浆蛋白结合率、机体的组成成分及药物的理化性质。

1. 老年人的心排血量低,血流灌注不足,一般在30岁以后每年递减1%,而血流量的减少会影响药物到达组织器官的浓度。如有心功能不全将会使这一影响更加明显,心功能不全时将明显影响地高辛、奎尼丁、普鲁卡因胺和氢氯噻嗪等的吸收。相反,老年人肝血流量下降,对脂溶性药物(如普萘洛尔)的首过消除作用减弱,故老年人应用容易引起不良反应。

2. 脂肪比例增加,体内水分不足,致使一些水溶性较强的药物(如安替比林、对乙酰氨基酚、地高辛、哌替啶等)在体内组织的分布减少,血药浓度较高,因此不良反应或毒性反应出现机会增加。相反,脂溶性较大的药物(如地西泮、苯巴比妥、利多卡因等)因组织中分布较多,消除慢,作用时间延长,容易引起蓄积中毒。

3. 老年人血浆蛋白的浓度随年龄的增长有所降低,同时药物与红细胞的结合减少,可使游离药物浓度增加。如华法林、水杨酸盐等,由于竞争性结合血浆蛋白,使游离药物浓度增加而引起出血;哌替啶、地西泮等与红细胞的结合率在老年人明显降低,游离血药浓度较年轻人高。

（三）药物代谢

肝是药物代谢的重要器官。随着年龄增加,老年人肝脏的药物氧化酶及血流量明显减少,影响药物的半衰期和药物的清除,某些依赖肝代谢的药物,如普萘洛尔、利多卡因、胺碘酮等受肝血流量和肝清除率的影响,半衰期延长,再加上肝细胞的减少,药物的代谢功能明显降低,若连续给药易出现毒性反应。如苯二氮䓬类药物,老年人在应用经肝代谢的药物时应调整剂量。

（四）药物排泄

肾是药物排泄的重要器官,老年人肾血流量减少(仅为成人的50%),肾重量减轻,肾小球滤过率、肾小管分泌和重吸收功能均明显降低,导致肾排泄药物的能力减小,引起药物在体内蓄积。故应用主要经肾排泄的药物如氨基苷类、地高辛、苯巴比妥、磺脲类降糖药等时应注意调整剂量和给药时间间隔。

二、老年人药效学特点

药物进入机体后产生的药效除与血药浓度有关外,与机体组织器官对药物敏感性关系很大。老年人药效学的改变主要涉及药物在特定作用部位、特定浓度所表现的生理效应、类型强度与持续时间的变化。老年人各器官结构功能老化、适应力减退、内环境稳定调节能力下降和药物代谢的改变等,改变了到达作用部位或受体的药物浓度;加之细胞和受体数量、反应性的变化,共同引起药效学的改变。总的来说,老年人对药物的适应力和耐受性降低,使机体对药物的敏感性发生改变。老年人药效学的变化主要包括:老年人对药物反应性的变化;老年人用药个体差异较大;老年人用药不良反应危险性增加。

（一）对中枢神经系统药物敏感性、耐受性改变

随着年龄增加,老年人大脑重量减轻,大脑神经细胞萎缩,神经纤维退变,脑合成神经递质的

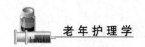

能力下降,脑血流量减少,以致高级神经功能减退。因此,老年人对中枢性抑制药特别敏感,如对镇静催眠药苯二氮䓬类、巴比妥类药物等敏感性增强,老年人应用易出现精神错乱和共济失调,静脉注射可出现呼吸暂停、低血压、心动过缓甚至心跳停止。老年人对抗胆碱药的耐受性很差,易发生抗毒蕈碱样不良反应,如排尿困难、便秘、口干,甚至神志不清、抽搐、谵妄等。老年人普遍对吩噻嗪类药物耐受性降低,易产生体位性低血压、过度镇静以及迟发性运动障碍等并发症。少数老年人应用氯丙嗪可引起自杀,应用利血平可能引起精神抑郁和自杀倾向。氟喹诺酮类药在常用剂量下易引起惊厥。老年人对具有耳毒性的药物,如氨基苷类、依他尼酸等更敏感,易致听力损害。

(二) 对心血管系统药物敏感性、耐受性改变

老年人心血管系统功能减退,表现为心肌收缩力与顺应性减退,心排血量减少;交感神经和副交感神经逐渐变性,乙酰胆碱、去甲肾上腺素及 5 – HT 等神经递质均减少,致使自主神经功能紊乱;压力感受器的敏感性降低,血压调节功能降低;对洋地黄、强心苷的正性肌力作用敏感性降低,而对其毒性反应的敏感性增高;当应用吩噻嗪类药、三环类抗抑郁药、β 受体拮抗药、利尿药、抗高血压药时容易发生体位性低血压。因此,老年人应用敏感性增强的药物时应注意掌握剂量,在使用升压药时,应考虑到老年人动脉硬化的潜在危险。在使用抗心律失常药物时注意可能引起窦性停搏,甚至阿—斯综合征。另外,老年人对某些药物敏感性降低,如老年人应用阿托品时加快心率的作用不及年轻人,对异丙肾上腺素加快心率的作用也比年轻人弱,而普萘洛尔减慢心率的作用减弱。以上改变皆源于老年人自主神经系统功能改变、腺苷酸环化酶活性降低或有关受体数目减少。

(三) 对内分泌系统药物敏感性、耐受性改变

老年人体内各种激素的分泌量及受体数量随老化发生相应改变,从而导致药物反应性的差别。如老年人细胞内糖皮质激素受体数目减少、反应性降低,对葡萄糖转运和代谢的抑制作用比年轻人低 3～5 倍,老年人性激素分泌与性激素受体数目减少,生物学反应也相应发生变化。围绝经期适当补充性激素可缓解机体的不适症状,但不宜长期大量应用,因雌激素过量可引起女性子宫内膜和乳腺癌变,雄激素过量可造成男性前列腺增生或癌变。老年人糖代谢调节功能减退,对胰岛素的耐受性下降,用药时易引起低血糖和低血糖性昏迷。同时,老年人大脑耐受低血糖能力也差,如不及时纠正低血糖可引起严重或永久性脑损害,如同时口服降糖药和普萘洛尔易发生致死性低血糖。因此,老年人在选用降糖药物时,应以短效降糖药为宜。

(四) 对凝血药物敏感性改变

老年人体内 Ⅰ、Ⅵ、Ⅸ、Ⅹ 活性凝血因子合成功能低下和血管发生退行性病变可致止血反应减弱,故老年人对肝素和香豆素抗凝血作用敏感,一般治疗量即可引起凝血障碍,且有自发性内出血的危险。

第二节 老年人安全用药原则及护理

一、老年人安全用药基本原则

由于老年机体的生理、生化特点,药物在体内的代谢和药效发生了改变,因而很难制订统一的给药标准,需要针对老年病人的具体情况,实行个体化治疗。为了提高老年人用药的有效性和

安全性,应当注意以下用药原则。

1. 治疗前尽量明确诊断,并了解老年病人过去用药史,包括药物种类、剂量、用法、疗程、有无不良反应等,合理选择药物及给药方法。

2. 严格掌握药物适应证,不滥用药物。

3. 全面了解老年人的生活状况和心理状态,确认其是否具备自己用药的条件和能力,以免错服药、多服药或漏服药。

4. 精简药物种类,掌握药物间的相互作用,合理地联合用药,以保证药物疗效,减少药物不良反应。

5. 用药做到个体化,且从小剂量开始,逐渐增加到最佳有效剂量。

6. 进行健康宣教,使病人及家属充分了解治疗目的,掌握用药剂量、时间和方法。

7. 在不影响治疗的情况下,减少每日给药次数,以便老年人容易掌握。

8. 准确遵守医嘱用药,密切观察老年病人用药后的疗效及反应,及时酌情调整用药。

二、老年人安全用药护理

(一) 老年人安全用药指导

1. 适当安排用药时间及间隔 根据老年人作息时间,结合老年人的能力及生活习惯,将药放在固定的、老年人易看到、易取到的地方。如果口服药与注射药疗效相差不大,尽量采用口服给药,可以让老年人自己服药。必要时训练老年人自理能力,记忆服药的时间,用鲜明的标记或明确的文字标记,给予备忘和提示。

2. 运用老年人能够接受的方式告知注意事项 如药物种类、名称、服用时间、药物作用、不良反应、用药方式及禁忌证等,务必使其完全了解。必要时可以辅助书面的方式,以醒目的颜色标示用药时的注意事项于药袋上,以达到安全有效的护理目标。

3. 药物不良反应观察及处理 老年人由于脑、心、肝、肾功能均有衰退,药物易在体内蓄积,易发生不良反应。护理人员必须密切观察药物反应,重视老年人的细微变化,及时发现,及时处理。

4. 老年人药物治疗的心理护理 加强药物治疗的心理护理,有利于改善老年人的心理状态和发挥药物的治疗作用。

5. 特殊症状老年人服药护理 如面部肌肉瘫痪的老年人,口内可能残留药物,服药后应让老年人张口以确认有无残留;患脑血管病的老年人多有患肢瘫痪、手指颤抖及吞咽困难等症状,药物应由家人协助其服用。平时可协助锻炼老年人的肢体功能,练习自己从药袋中取药。

(二) 安全用药注意事项

1. 药物剂量与个体差异 老年人由于机体各种功能的降低,药物代谢与排泄均受到一定影响,所以老年人的用药剂量约为成年人剂量的 3/4,个别特殊的药物如洋地黄类药物为成人用量的 1/3~1/2。同时因衰老程度及药物耐受性的不同,老年人用药的剂量也有明显的个体差异,所以老年人用药应从小剂量开始,逐渐加大,直至产生满意效果而无明显不良反应为止。对个体差异较大的药物,如普萘洛尔、哌替啶、吩噻嗪类药物的应用更是如此。有些病人如仅靠调整剂量不能达到满意的要求,则可考虑调整给药的次数或给药的方式。

2. 老年人服药要严守用药原则 老年人依从性差,不遵从医嘱用药的情况较多,原因是老年人较固执,视力、听力、记忆力和理解力减退,往往不能正确理解和记住医嘱,造成漏服、误服、擅

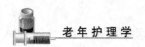

自加药或停药等。有的老年人,上次漏服的药,下次全补上;有的老年人以为"是药就可防病治病",喜欢多吃药;也有的老年人盲目相信广告和偏方,随意买药服用。医护人员要耐心向病人及家属说明按时按量服药的重要性及所用药物的注意事项,必要时用书面形式为病人及家属写明药物的名称、用量、用法、疗程及注意事项,便于随时对照,以免漏服、误服等。

3. 用药种类宜少　老年人因多病在身,病程长,并发症多,但决不可急于求成,不分主次,多药齐下,而应按轻重缓急,有主有次地选择用药,一般合用的药物应控制在 3～4 种。有报道显示,用药 6～10 种,不良反应的发生率为 9%,而用药 16 种以上者,不良反应发生率上升至 40%。必须使用多种药物时,还应避免作用类型相同或不良反应相似的药物合用,要有针对性地选用药物,特别是在老年人肝肾功能衰退的情况下,过多用药只会加重负担,不利于康复。

4. 加强用药后监测　老年人的各系统、器官功能均趋向衰退,新陈代谢率降低,即使药物剂量为正常,甚至稍低于一般用量,也会引起不同程度的不良反应。因此应加强老年人用药后的监测,认真观察疗效和有无不良反应,如发现不良反应,须及时停药。既往对某些药物有过不良反应的,应做好记录,便于治疗时参考。

对于并发症多的老年人,如有青光眼、糖尿病、肝病、肾病、听力障碍等,均应在治疗中注意,避免药物的相互作用,导致病情变化。

如出现与年老症状(如健忘体弱、精神错乱、焦虑、抑郁、食欲缺乏等)相类似的药物不良反应,医护人员应首先考虑为药物不良反应。老年人反应迟钝,药物不良反应容易被忽视,如对链霉素引起的听力损害,护理人员要密切观察。

对于需要长期使用药物的老年人,更应密切监测不良反应的发生,如长期应用头孢菌素类、氨基苷类、噻嗪类利尿剂等药物时,应定期监测肝功能、肾功能、血电解质等。对长期应用强心苷、氨茶碱等药物的病人,有条件时应进行血药浓度监测,以便医师及时调整药物剂量或给药间隔时间,从而防止药物不良反应的发生。

5. 合理应用抗生素　老年人长期广泛使用抗生素,不仅导致不良反应,而且会增加微生物的耐药性,加之老年人免疫功能差,二重感染的机会增加,所以应避免长期大剂量或长期广泛使用抗生素。有条件时应根据药物敏感试验,合理使用抗生素。

（三）老年常用治疗药物的合理应用

由于老年人生理功能和生化机制的老化,药物在体内的代谢和药效发生改变,使机体对许多药物高度敏感,用药过程中易出现不良反应。所以在临床对老年人常见的几类药物应用时需特别注意,如抗菌药物(青霉素类、头孢菌素类、氨基苷类及喹诺酮类抗生素等)、抗胆碱能药物、口服抗凝药、抗抑郁药、中枢性抗高血压药、地高辛、氨茶碱、非甾体抗炎药、β 受体拮抗药滴眼剂、利尿药、吗啡、抗精神病药、磺脲类降糖药、镇静催眠药等,这些药物在老年病人使用时应注意合理应用。

1. 老年病人抗菌药物使用　首先应根据《抗菌药物临床应用指导原则》选择用药和用药时机,同时应特别注意老年病人的病理生理特点。老年病人,尤其是高龄病人肾功能呈生理性减退,由于药物自肾排出减少,按一般常用量接受主要经肾排出的抗菌药物时,导致药物在体内积蓄,使药物不良反应的发生率增加。因此接受主要自肾排出的抗菌药物时,应按轻度肾功能减退情况减量给药,可用正常治疗量的 1/2～2/3。青霉素类、头孢菌素类和其他 β-内酰胺类的大多数药物属此类情况。

老年病人宜选用毒性低并具杀菌作用的抗菌药物。常用药物有青霉素类、头孢菌素类等

β-内酰胺类;应尽可能避免使用毒性大的氨基苷类、万古霉素、去甲万古霉素等药物。有明确应用指征时在严密观察下慎用,同时应进行血药浓度监测,合理调整剂量,使给药方案个体化,以达到安全、有效用药。

(1)青霉素类　此类抗生素主要经肾清除,老年人肾功能减退引起其消除半衰期延长,血药浓度增高,易出现神经精神症状,如幻觉、抽搐、昏睡、知觉障碍等。全身应用大剂量青霉素可引起腱反射增强、肌肉痉挛、抽搐、昏迷等中枢神经系统反应,即青霉素脑病。当控制感染需要使用青霉素类时,必须考虑老年人肾功能状况而减少剂量或延长给药间隔时间。日剂量大于 2 000 万 U 可致少尿、无尿及血液尿素氮升高,发生间质性肾炎、导致肾小管坏死。保泰松对肾小管的主动转运有影响,可延长青霉素的半衰期。肌酐清除率可以作为其可靠的衡量指标。由于老年人调节电解质平衡能力低,使用大剂量含钠青霉素类药物时要注意有无血钠过高,而使用羧苄西林或替卡西林时应注意有无血钾过低。

(2)头孢菌素类　头孢菌素抑制肠道菌群产生维生素 K,具有潜在的致出血作用。某些头孢菌素(如头孢哌酮)在体内可干扰维生素 K 循环,阻碍凝血酶原的合成,扰乱凝血机制,而导致比较明显的出血倾向。服用阿司匹林、华法林等抗凝药物的老年人在给予头孢菌素类药物时,尤其需密切监测凝血酶原时间变化,以免发生出血等严重不良反应。老年人使用头孢唑林、头孢环己烯时可引起高血药浓度,这可能是由于肾功能减退及组织灌注缓慢而半衰期延长所致。头孢菌素也可对肾功能产生损害,严重者可发生肾小管坏死和急性肾衰竭等症状。

(3)氨基苷类　老年病人应尽量避免使用该类药物,因该类药物均有不可逆的耳毒性和不同程度的肾毒性,且老年人更易发生。已有前庭耳蜗损害和耳聋的老年人禁用;注意避免与呋喃苯胺酸、利尿酸、顺铂等其他耳毒性和肾毒性药物联合应用。对确需使用氨基苷类药物的老年人应考虑采用每日 1 次的给药方案,以减小其耳毒性和肾毒性。当治疗时间超过 1 周时,需要根据血药浓度调整剂量。

(4)喹诺酮类　该类药物具有脂溶性,组织渗透力强,脑脊液中浓度较高,可竞争性抑制 γ-氨基丁酸与突触后受体的结合,从而增加中枢神经系统的兴奋性。老年人存在不同程度的脑萎缩或脑动脉硬化,肾清除药物的能力降低,使用喹诺酮类药物引起精神紊乱或中枢神经系统兴奋等不良反应的发生率较年轻人高。

2.抗胆碱能药物　抗胆碱能类药的不良反应有排尿不畅、眼压增高、调节麻痹、幻觉、便秘等,对老年人应强调有出现神志障碍的危险。同时使用两种以上抗胆碱能药物可能会增加不良反应。许多药物具有抗胆碱能作用,如奥昔布宁、地西泮类、三环类抗抑郁药、抗帕金森病药、抗组胺药、解痉药、抗心律失常药(如丙吡胺)、东莨菪碱等。使用地西泮药的同时不宜使用抗帕金森病药物。

3.抗凝药　只对受过教育和易于进行临床和生化观察的病人使用抗凝药,对常跌倒或难以进行观察的老年病人,尤其是记忆障碍或有精神疾病者,不应使用口服抗凝药。老年人常用抗凝药包括肝素、双香豆素、华法林等。开始使用抗凝药时剂量要小,对老年病人应进行多次的化验监测,详细记录结果,并写明治疗适应证、凝固性降低期望值、联合用药情况和主治医师的通讯地址。

4.中枢性抗高血压药　由于会产生体位性低血压,甚至有晕厥的危险,老年人应该慎用该类药。特别是同时服用可能引起体位性低血压的其他药物,如左旋多巴、利尿药、三环类抗抑郁药、吩噻嗪类、硝酸酯类血管扩张药以及其他抗高血压药。可乐定及其衍生物突然停药可能引起交

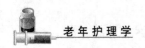

感神经反跳现象,不应用于难以进行观察的老年病人。在开始长期治疗前应测量卧位和立位血压,并有规律地复查。

5. 地高辛 地高辛治疗充血性心力衰竭疗效确切,使用方便,但治疗窗窄,中毒反应严重。地高辛中毒的发生率随年龄增加而增高。老年人使用地高辛时,需监测地高辛血药浓度,为降低地高辛中毒的风险,可适当降低老年人地高辛血药浓度的治疗范围。

6. 氨茶碱 氨茶碱松弛支气管平滑肌,用于治疗慢性支气管炎和心源性哮喘。氨茶碱主要在肝代谢,老年人由于肝药酶活性下降使半衰期延长,服用后易出现中毒反应,且比中青年更敏感、更易发生。氨茶碱主要通过肝细胞色素酶 CYP1A2 代谢,当与 CYPIA2 酶抑制剂(如喹诺酮类)联合用药时,应减少给药剂量或调整给药间隔,并监测血药浓度。对于急性心肌梗死、低血压、甲状腺功能亢进症的病人禁用。老年人应用时,应从小剂量试用,并仔细询问氨茶碱的用药史。发现有胃部不适或兴奋失眠时,可用复方氢氧化铝、地西泮等药物来对抗或停药。

7. 非甾体抗炎药 对于老年病人更易引起胃肠道和肾脏并发症的危险,故老年人服用时剂量要小。血容量减少的病人(如脱水、服用利尿药、限盐饮食和心力衰竭者)可出现肾衰竭。与利尿药或抗高血压药同用时可减弱疗效,与血管紧张素转换酶抑制剂(ACEI)合用时要防止高钾血症的出现。与血浆蛋白结合紧密,可影响某些药物与血浆蛋白的结合,特别是磺脲类降糖药和口服抗凝药。老年人长期服用阿司匹林,即使为小剂量,也会诱发消化道出血,因此要特别注意与抗凝药联合使用时,极易引起出血。

8. β受体拮抗药滴眼剂 常用于眼内压长期慢性升高的老年病人,老年人使用此类药主要出现心脏失代偿、心律失常、支气管哮喘、慢性阻塞性支气管炎。窦性心动过缓、房室传导紊乱、潜伏性左心衰竭、慢性呼吸衰竭的病人应慎用。正使用钙通道阻滞药(特别是维拉帕米)、洋地黄类药、β受体拮抗药或抗心律失常药(胺碘酮、丙吡胺、奎尼丁)的病人不宜使用β受体拮抗药的滴眼剂。

9. 利尿药 利尿药可能的不良反应有水钠代谢紊乱、钾离子失调和急性肾功能不全。老年病人同时使用非甾体抗炎药和 ACEI 有引起少尿性急性肾功能不全的危险。应在治疗前、治疗过程中经常测量体重、血糖、肌酐和血电解质浓度,并及时调整剂量甚至暂时停止治疗。当老年病人有行动困难或出现膀胱括约肌失调时,利尿药可能会引起尿失禁;最好在早晨服药,以免夜间摔倒。

10. 吗啡 老年人易产生吗啡蓄积作用,因此使用时首次剂量要小,可使用口服速释吗啡,以后逐渐增加;治疗癌症转移疼痛可以加大剂量,并辅以其他的镇痛药。当达到最佳剂量时可以改用缓释吗啡,每日分 2 次服用。使用中出现便秘者应适当服用泻药。

11. 磺脲类降糖药 治疗糖尿病对老年人与年轻人的指标不同,无明显症状的的空腹高血糖(11.1 mmol/L)对老年人而言是可以允许的。严格调整血糖的治疗可能会使老年人产生严重医源性低血糖的危险。若服用该类药后,近期出现神经或精神方面的症状,应考虑是否低血糖。产生低血糖的主要因素是进食减少、肾功能不全、药物相互作用等。可产生相互作用常见药有咪康唑、ACEI、氯贝丁酯、长效磺胺类、β受体拮抗药、非甾体抗炎药、水杨酸类和喹诺酮类等。避免老年病人医源性低血糖应注意:禁食即使是几个小时也要告知病人停止服药,漏服药也不要补服;有严重肾衰竭者应注意防止药物蓄积。不使用长效性药物,特别是氯磺丙脲和胺磺丁脲;开始治疗时的药量应相当于成年人剂量的一半,晚上服药易引起夜间低血糖。

12. 抗精神病药 老年人服用抗精神病药的适应证主要是急性精神病和慢性妄想症。对于带有危险性的行为错乱、被迫害妄想症或幻觉的痴呆病人使用抗精神病药是完全正确的。可用于老年人的抗精神病药有 3 类,即吩噻嗪类、丁酰苯类和苯酰胺类。吩噻嗪类的不良反应主要是体位性低血压、精神错乱综合征和抗胆碱能作用;丁酰苯类尤其是氟哌啶醇较易导致帕金森综合征;苯酰胺类很少引起锥体外系反应,但多出现溢乳。

13. 抗抑郁药　抑郁症在老年人中常见且较为严重。没有专治老年抑郁症的特效药物,在 4 周之前不能判断治疗是否有效。目前倾向于将治疗抑郁症的疗程提高到 6 个月以上,即便是首次发生抑郁症也应如此。

三环类抗抑郁药主要不良反应是抗胆碱能作用、体位性低血压和心脏毒性作用,甚至精神错乱综合征。老年人应在开始使用三环类抗抑郁药治疗之前做心电图以发现潜在的心律失常和传导方面的障碍。使用三环类抗抑郁药的首次剂量应为成年人的 1/3,逐渐缓慢增加剂量。任何抗抑郁药不是对所有病人都有效,当抑郁症状持续时可以试用新的抗抑郁药治疗。除了药物治疗,主治医师及护理人员应与病人定期交流,同情病人。

14. 镇静催眠药　老年人感觉较为迟钝,反应降低,应用镇静催眠药会比年轻人更易发生不良反应。镇静催眠药的用量要小,且最好数种药物交替服用。老年人使用巴比妥类药物可延长其中枢抑制作用或发生兴奋激动,故不宜常规应用。老年人比年轻人对地西泮的中枢抑制作用更敏感,应用时需谨慎。其在老年人体内的半衰期为年轻人的 4 倍,因此老年人给药的间隔要加长。长期使用该类药物的老年人不能突然停药,以免引起失眠、兴奋、躁动、抑郁等。

15. 糖皮质激素类药物　糖皮质激素药如泼尼松、地塞米松等长期应用可致水肿、高血压,易使感染扩散,可诱发消化性溃疡出血和穿孔,并容易引起骨质疏松症。

16. 维生素及微量元素类药物　老年人过量使用维生素 A 可引起中毒,表现为畏食、毛发脱落、易发怒、激动等;服用维生素 E 过量会致静脉血栓形成、头痛及腹泻;微量元素锌补充过多可致高脂血症及贫血;硒补充过多,可致慢性中毒,引起恶心、呕吐、毛发脱落、指甲异常等。

【护考链接】

1. 老年人药物代谢特点。

2. 老年人安全用药护理。

【课后练习】

1. 下列哪种药物在老年人体内的代谢减少(　　)

A. 阿米卡星　　　　　　B. 庆大霉素　　　　　　C. 普萘洛尔

D. 地高辛　　　　　　E. 卡托普利

2. 有关老年药效学改变的特点,错误的是(　　)

A. 对大多数药物的敏感性增高　　B. 对大多数药物的作用减弱

C. 药物耐受性下降　　　　D. 药物不良反应发生率增加　　E. 用药依从性降低

3. 中国药典规定老年人用药量为成人量的(　　)

A.3/4　　　B.1/4　　　C.2/4　　　D.1/3　　　E.2/3

(4～5 题共用题干)

孙某,女性,75 岁。因胆囊炎入院,恶寒、发热体温达 39℃,遵医嘱连续给予头孢吡肟静脉滴注,连续用药 5 日。5 日后,病人体温正常,但出现腹泻,每日 10 余次,为蛋花样便。

4. 下列哪项不是头孢吡肟使用时可能会出现的不良反应(　　)

A. 腹泻　　　　　　B. 听力损害　　　　　　C. 干扰维生素 K

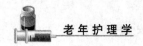

D. 肾功能损害　　　　　　　　E. 口腔假丝酵母菌感染

5. 对该病人进行用药护理中下列说法错误的是(　　)

　　A. 定期监测肝肾功能　　　　B. 个体化治疗原则　　　　C. 补充维生素 K

　　D. 尽量加大给药剂量　　　　E. 不宜和阿司匹林联合使用

（孙海燕）

第五章　老年人常见疾病护理

◉ 学习目标

识记：老年人慢性阻塞性肺气肿、冠心病、糖尿病以及各分类脑卒中的临床特点。

理解：老年人呼吸系统生理性改变与呼吸系统疾病的关系；老年人心血管系统生理改变及其与心血管疾病的关系；老年人糖尿病临床表现的发生原因及机制；脑卒中临床表现与预后关系、脑卒中对老年人的健康危害。

运用：能结合具体案例分析老年人呼吸系统疾病的诱因和危险因素，对老年病人进行健康教育；并为老年慢性阻塞性肺气肿病人制订护理计划，实施护理。能结合具体案例分析老年心血管疾病的病因和危险因素，对老年心血管疾病病人及家属进行健康教育；并为老年心血管疾病病人制订护理计划，实施护理。能结合具体案例分析老年糖尿病的潜在危害和护理重点，并对老年糖尿病病人及家属进行健康教育。能结合具体案例分析老年人发生脑卒中的危险因素，指导病人及家人预防复发和康复训练；并为脑卒病人制订护理计划，实施护理。

第一节　慢性阻塞性肺气肿

【案例】

丁某，男性，65岁。反复咳嗽、咳痰15年，呼吸困难7年；1周前受凉后咳嗽、咳黄色脓性痰，2日前痰不易咳出遂来院就诊。病人有吸烟史45年，每日15支，饮白酒35年，每日5两。于15年前开始咳嗽、咳痰，每年冬季发作，持续约3个月；经常服用抗感染、止咳、化痰药物和支气管扩张喷雾剂。体格检查发现桶状胸，叩诊双肺过清音，听诊两侧呼吸音减弱，左下肺闻及湿啰音。动脉血气分析：pH 7.36，PaO_2 68 mmHg，$PaCO_2$ 55 mmHg。

问题探讨：

1. 病人目前存在哪些主要护理问题？

2. 针对该病人如何进行健康教育？

慢性阻塞性肺气肿（chronic obstructive pulmonary emphysema）是指慢性支气管炎、支气管哮喘、广泛性支气管扩张症等慢性肺部疾病引起的一种慢性气道阻塞性肺疾病。其中极大多数是由慢性支气管炎引起，是重要的慢性呼吸系统疾病，患病人数多，病死率高，久之易形成慢性肺源性心脏病。临床上慢性阻塞性肺疾病（chronic obstructive pulmonary diseases，COPD）主要指具有不可逆性气道阻塞的慢性支气管炎和肺气肿两种疾病。

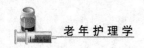

【病因】

肺气肿与吸烟、空气污染、小气道感染、肺尘埃沉着症等关系密切,尤其是慢性阻塞性细支气管炎是引起肺气肿的重要原因。

【发病机制】

(一)阻塞性通气障碍

慢性细支气管炎长期发作,小气道狭窄、阻塞或塌陷,导致阻塞性通气障碍。吸气时空气可经存在于细支气管和肺泡之间的 Lambert 孔进入闭塞远端的肺泡内,而呼气时,Lambert 孔闭合,空气不能排出,导致肺泡内残气量增多。细支气管周围的慢性炎症使肺泡壁破坏、弹性减弱,肺排气能力下降,末梢肺组织则因残气量不断增多而发生扩张,肺泡孔扩大,肺泡间隔断裂,扩张的肺泡互相融合形成气肿囊腔。

(二)弹性蛋白酶、氧自由基增多

慢性支气管炎伴有肺部感染,尤其是吸烟者,肺组织内渗出的中性粒细胞和单核细胞较多,可释放大量弹性蛋白酶,同时,还生成大量氧自由基。弹性蛋白酶能降解肺组织中的弹性硬蛋白、结缔组织基质中的胶原和蛋白多糖,破坏肺泡壁结构;氧自由基能使弹性蛋白酶抑制物 α_1 - 抗胰蛋白酶失活。α_1 - 抗胰蛋白酶由肝细胞产生,能抑制蛋白酶、弹性蛋白酶、胶原酶等多种水解酶的活性。遗传性 α_1 - 抗胰蛋白酶缺乏是引起原发性肺气肿的原因,α_1 - 抗胰蛋白酶缺乏的家族肺气肿发病率比一般人高 15 倍,主要是全腺泡型肺气肿。但是,在我国原发性肺气肿非常罕见,最常见是继发的慢性阻塞性肺气肿。

【临床表现】

(一)症状

肺气肿阶段主要症状是逐渐加重的呼吸困难。早期仅在体力活动时出现呼吸困难,随着肺气肿程度加重气短逐渐明显,甚至休息时也出现呼吸困难,并常感胸闷。当合并呼吸道感染时,症状加重,并可出现缺氧、酸中毒等一系列症状。

(二)体征

典型肺气肿病人胸廓前后径增大,呈桶状胸;触诊呼吸运动减弱,语音震颤减弱;叩诊呈过清音,心浊音界缩小或消失,肝浊音界下降;听诊时呼吸音减弱,呼气延长,用力呼吸时两肺底部可闻及湿啰音和散在的干啰音。若出现剑突下心音增强,肺动脉瓣第二心音亢进提示早期肺源性心脏病。

(三)并发症

自发性气胸、肺部急性感染、慢性肺源性心脏病等。

(四)心理状况

不少中老年病人长期咳喘,过早丧失劳动能力,往往因此悲观失望,有的甚至丧失生活信心。

【辅助检查】

(一)X 线检查

肺气肿时肋间隙增宽,肋骨平行,横膈降低且变平,两肺透亮度增加,心影狭长。

(二)呼吸功能检查

残气量超过肺总量的 40%,最大通气量低于预计值的 80%,肺总量超过预计值的 100%,1 秒用力呼吸量低于肺活量的60%。

【治疗原则】

1. 防治原则 肺气肿病理改变为不可逆损害,防治原则是防止肺功能的进一步损害。主要是:①解除可逆的气道阻塞因素。②预防和控制气道感染。③避免吸烟和其他有害气体的刺激。④控制咳嗽和痰液生成。⑤解除病人的心理担忧。

2. 具体措施 ①解痉、平喘。②抗感染。③呼吸肌功能锻炼。④家庭氧疗。

【护理诊断】

1. 气体交换受损 与肺通气功能障碍、残气量增加有关。

2. 营养失调:低于机体需要量 与食欲降低、能量消耗增加有关。

3. 清理呼吸道无效 与咳嗽无力、痰液黏稠有关。

4. 焦虑 与病情反复发作影响日常生活有关。

【护理措施】

(一) 饮食护理

病人需补充必要的蛋白质,如鸡蛋、瘦肉、牛奶、动物肝脏、鱼类、豆制品等。寒冷季节应补充一些含热量高的肉类暖性食品以增强御寒能力,适量进食羊肉、狗肉、牛奶、动物肝脏、鱼类、豆制品等。还应经常进食新鲜蔬菜、水果,以确保对维生素 C 的需要。含维生素 A 的食物也是不可少的,有保护呼吸道黏膜的作用。根据病情和饮食习惯为肺气肿病人制订个体化的高热量、高蛋白、高维生素、易消化饮食计划。

(二) 活动安排

肺气肿病人活动应因地、因时制宜,量力而行,合理运动可以改善症状。活动力争在室外,可以散步、快速行走,即使在室外晒太阳也有好处。练习腹肌呼吸是肺气肿病人的主要运动。

(三) 对症护理

1. 观察生命征及咳嗽、痰液性状,促进痰液的排出。

2. 病人呼吸困难发绀明显时,给予半卧位,一般是采取鼻导管低流量(1~2 L/min)、低浓度(25%~29%)、持续(超过15 h/d)氧气吸入。鼻塞及鼻导管定期更换消毒。

3. 缩唇腹式呼吸指导,病人可采取立位、坐位或仰卧位,先将全身放松,特别是肩背部。先均匀呼吸3分钟,将两手分别放在前胸及腹部。练习从呼气开始,缩唇由口徐徐呼气,收腹,胸部前倾,并用手按压腹部尽量将气呼尽;呼气完毕用鼻孔吸气,并尽量挺腹,胸部不动。呼与吸时间比为2∶1或3∶1,每分钟8~10次,每日锻炼2次,每次10~20分钟。

【出院指导】

1. 戒烟 吸烟是引起慢性支气管炎的重要原因,烟雾对周围人群也会带来危害,应大力宣传吸烟的危害性,要教育青少年杜绝吸烟。

2. 预防上呼吸道感染 气候骤变或寒冷季节要注意保暖,加强个人卫生,包括体育、呼吸和耐寒锻炼,以增强体质。每日坚持做保健按摩,尤其对迎香穴(鼻翼两侧)、人中穴、风府穴(枕后正中凸陷处)、合谷穴,按逆时针方向各按摩60次。冷水洗脸、洗鼻有助于提高身体的抵抗力,预防上呼吸道感染。

3. 改善环境卫生 加强个人劳动保护,保持环境卫生清洁,处理"三废",消除及避免烟雾、粉尘和刺激性气体对呼吸道的影响,以降低发病率。

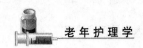

4. 积极治疗,坚持锻炼　积极配合治疗及康复锻炼可减少疾病发作,保护肺功能,提高生活质量,防止并发症的发生。坚持呼吸锻炼和全身运动锻炼,制订呼吸功能和步行训练计划,循序渐进,逐渐增加次数和深度,锻炼必须持之以恒。

5. 家庭氧疗　家庭氧疗设备可选择液态氧、压缩气压氧及家庭用制药氧机。一般每日氧疗12～15 小时最佳,告知病人及家属吸氧浓度、流量及物品的清洁消毒方法。病人可以去森林、海边等空气清新地区疗养,但不宜去海拔高、空气稀薄、气压低的高山地区,以免加重呼吸困难。

第二节　冠状动脉粥样硬化性心脏病

【案例】

邢某,男性,53 岁,行政管理工作。确诊冠心病 6 年,因心前区疼痛加重、伴呼吸困难 10 小时入院。入院前多于劳累、饭后发作心前区膨胀性疼痛或压迫感,每次持续 3～5 分钟,休息后减轻。入院前 10 小时,于睡眠中突感心前区剧痛,并向左肩部、臂部放射,且伴大汗、呼吸困难,咳出少量粉红色泡沫状痰液,急诊入院。体检:T 37.8℃,HR 130 次/分,Bp 80/40 mmHg。呼吸急促,口唇及指甲发绀,不断咳嗽,咳粉红色泡沫状痰液,皮肤湿冷,颈静脉稍充盈,双肺底部可闻有湿鸣,心界向左扩大,心音弱。实验室检查:外周血白细胞 20×10^9/L,中性粒细胞:0.89×10^9/L,尿蛋白(+),血中尿素氮 30.0 mmol/L,CO_2 结合力 16.0 mmol/L,入院后经治疗无好转,于次日死亡。

问题探讨:

1. 本病例的发病特点是什么? 死因是什么?

2. 导致病人病变死亡的主要致病因素可能是什么? 对其他类似本病例病人经抢救幸存后应采取什么措施进行健康指导?

冠状动脉粥样硬化性心脏病(coronary atherosclerotic heart disease)简称冠心病,是由于心脏自身的冠状动脉管壁粥样硬化,造成管腔狭窄、阻塞,导致心肌缺血、缺氧,甚至坏死的心脏病,也称缺血性心脏病。冠心病是全球病死率最高的疾病之一,2011 年世界卫生组织报告,中国的冠心病死亡人数已列世界第二位。

寒冷的冬季是冠心病的高发期,且病死率高,是 1 年中病死率最高的季节。老年人冠心病与中年人基本相同,有心绞痛型、心肌梗死型、心律失常型、心力衰竭型和猝死型。

【病因】

冠心病的病因是多方面的,老年冠心病病人存在较多的冠心病高危因素,如高血压、糖尿病、高脂血症和吸烟等。

1. 年龄　3/4 病人均在 40 岁以上发病,但起病可能在青少年期。

2. 性别　男女患病比例约为 2:1,55 岁以后,两性发病趋于一致。女性常在绝经期后发生,主要是由于绝经后雌激素减少和高密度脂蛋白减少所致。

3. 少体力活动　脑力劳动者比体力劳动者多 1 倍。

4. 高脂血症　与之最密切的是高低密度脂蛋白(LDL)血症、高胆固醇血症同时伴有低高密度脂蛋白(HDL)血症。经常作体力活动及少量饮酒者,其 HDL 可增高,动脉粥样硬化的发生率降低。此外血中三酰甘油的增高也是不可忽视的因素之一。

5. 高血压　冠心病人中大约有 60%合并高血压,血压持续增高,冠心病发病率明显增高。

6. 肥胖　体重超过正常的 20%,其发病率增高。尤其在短期内明显加重者,动脉粥样硬化急剧恶化。胖瘦患病比例可达5:1。

7. 吸烟　吸烟者比不吸烟者发病人数高5～10倍,且吸烟者易导致心肌梗死的发生。吸烟可引起红细胞中一氧化碳增高,使动脉壁含氧不足;促使组织释放儿茶酚胺,引起血小板聚集;使血 HDL 的原蛋白量降低。

8. 糖尿病　40 岁以上糖尿病病人中,半数有冠心病,且发病率、心肌梗死发病率及病死率远较无糖尿病者高,且发病早。

9. 遗传　双亲有冠心病者,其子女患病机会高;有高血压、冠心病和糖尿病家族史者发生率明显增加。

10. 性格　易于激动、进取心强及有好胜心的 A 型性格易发病。

冠心病多由动脉器质性狭窄或阻塞引起,脂肪物质沿血管内壁堆积致冠状动脉狭窄即动脉硬化。动脉硬化逐渐发展,冠状动脉狭窄加重,使心脏得不到足够的氧气供给。

【临床表现】

老年人冠心病临床表现常不典型。

(一) 无症状性心肌缺血

无症状性心肌缺血(SMI)又称无症状冠心病,发生率高。典型压榨性心绞痛少见,常以气促、胃肠道症状或神经精神症状为突出表现。疼痛部位可不典型,有些人表现为上腹不适、上腹痛或食管阻塞感、烧灼感,也可能表现为放射部位疼痛,如左肩、左臂痛,发麻,牙痛,下颌痛或颈部紧缩感,头痛等。一般程度较轻,多于胸骨后闷痛、紧缩感;检查有心肌缺血客观证据。这可能与老年人痛觉迟钝有关,也可能因其他合并症掩盖或混淆。国外研究表明 SMI 与心绞痛发作具有同样预后意义,但由于未能引起注意预后更为不良。

(二) 心肌梗死

老年心肌梗死起病常不典型。完全无胸痛者占2/3,糖尿病可累及感觉神经,是造成无痛性心肌梗死的原因之一。一些病人常以呼吸困难、左心衰竭、肺水肿发作为首发症状,或表现为原因不明的低血压、心律失常,少数病人以突然昏迷、晕厥、抽搐等脑血管病症状为主要表现,或表现为上腹痛、恶心、呕吐等胃肠道症状(如下壁心肌梗死)。胸痛不在胸部而在中上腹、背或咽部。老年人合并糖尿病较多,常突发心力衰竭或心律失常,病死率高。

(三) 体征

一般早期无明确的阳性体征,较重者可有心界向左下扩大,第一心音减弱,有心律失常时可闻及期前收缩、心房颤动等,合并心力衰竭时两下肺可闻及湿啰音,心尖部可闻及奔马律等。

(四) 并发症

老年人心肌梗死并发症较多,复发性心肌梗死较多,高危病人多,使老年冠心病病情复杂。合并心力衰竭、心律失常、低血压、心源性休克较多,病死率较高,80 岁以上老年人急性心肌梗死(AMI)病死率是80 岁以下的2 倍,老年 AMI 心力衰竭表现者占20%～70%。

【辅助检查】

(一) 心电图

心电图是冠心病诊断最早、最常用和最基本方法,能连续动态观察和进行各种负荷试验,以提高诊断敏感性。心绞痛时心电图水平型或下斜型 ST 段压低具有诊断价值,特别是对心律失常

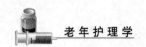

诊断更有其临床价值。运动试验对于缺血性心律失常及心肌梗死后心功能评价必不可少。动态心电图又称 Holter 监测,可提高对非持续性异位心律,尤其是一过性心律失常及短暂心肌缺血发作的检出率。

（二）核素心肌显像

核素心肌显像可显示缺血区、明确缺血的部位和范围大小。结合运动试验再显像可提高检出率。

（三）冠状动脉造影

冠状动脉造影是目前冠心病诊断"金标准",可以明确冠状动脉有无狭窄、狭窄部位、程度、范围等。老年冠心病显示多支血管病变、多处血管病变较多,合并糖尿病者常为小分支病变。同时进行左心室造影,可以对心功能进行评价。

（四）超声检查

超声检查是目前冠心病诊断最常用手段之一,可以对心脏形态、室壁运动以及左心室功能进行检查,对室壁瘤、心腔内血栓、心脏破裂、乳头肌功能等有重要的诊断价值。血管内超声可以明确冠状动脉内的管壁形态及狭窄程度,是一项很有发展前景的新技术。

（五）心肌酶学检查

心肌酶学检查是诊断和鉴别诊断 AMI 的重要手段之一,可根据血清酶浓度的序列变化和特异性同工酶的升高等酶学改变确诊 AMI。

（六）心血池显像

心血池显像用于观察心室壁收舒缩动态影像,对于确定室壁运动及心功能有重要参考价值。

【治疗原则】

老年人冠心病发病后应积极去医院进行正规诊治。药物、外科搭桥术和介入疗法是 3 个常规方法,要根据病人病情和心功能情况、冠状动脉病变和血管的情况及全身情况来综合考虑。治疗原则是增加冠状动脉血供和减少心肌氧耗,使心肌供氧和耗氧达到新的平衡,尽最大努力挽救缺血心肌,减低病死率。

（一）药物治疗

1. 硝酸酯类制剂　代表药为硝酸甘油、硝酸异山梨醇酯等。

2. β 受体拮抗药　是各型冠心病病人常用药,同时是目前惟一作为 AMI 二级预防的药物;可降低梗死后存活者的心脏病病死率、猝死率与再梗死发生率。

3. 钙通道阻滞药　是目前临床上治疗冠心病的重要药物。通过减少钙离子的内流,提高心肌效率;减轻心室负荷;直接对缺血心肌起保护作用。同时增加缺血区心肌供血、抑制血小板聚集、促进内源性一氧化氮的产生及释放等多种药理作用。

4. 调脂药、抗凝和抗血小板药　有减慢或减轻粥样硬化发生和稳定斑块的作用。

5. 其他冠状动脉扩张药　如双嘧达莫、吗多明、尼可地尔等。

（二）介入治疗

1. 经皮腔内冠状动脉成形术(percutaneous transluminal coronary angioplasty,PTCA)　稳定型心绞痛及单支血管病变成功率高于 95%。通过球囊机械挤压扩大血管直径,或撕裂粥样硬化斑块使之沿血管腔延伸,在生理压力和血流冲击下重塑新的平滑内腔,从而保持血流通畅。随着技术提高和导管、导丝的改进,近年来 PTCA 适应证已得到极大扩展。

2. 冠状动脉内支架术 作为 PTCA 的补充手段使 PTCA 适应证增宽,近期及远期疗效提高且安全性增加。支架植入可有效防止血管弹性回缩,减少 PTCA 术终残留狭窄,有效处理 PTCA 术中内膜撕裂和血管闭塞并发症。

3. 冠状动脉内旋切术与旋磨术 使用旋切或旋磨装置将冠状动脉硬化斑块组织从血管壁切下或磨碎,通过导管排出体外,从而消除狭窄病变。术后血管内膜面光滑、无撕裂、不易产生血管壁夹层或弹性回缩,血管急性闭塞率低。但手术器械昂贵、技术较复杂、并发症较多,目前开展医院尚少。

4. 经皮冠状动脉激光成形术 通过光导纤维,将高能激光传输至冠状动脉粥样斑块组织,并迅速使之汽化或使分子键断裂,从而消除或缩小斑块体积,拓宽管腔,达到改善冠状动脉狭窄或阻塞的目的。冠状动脉激光成形术与 PTCA 相比具有更高的治愈率和血管畅通率,术后再狭窄的发生率较低。

5. 冠状动脉超声血管成形术 应用高强度、低频率超声的机械效应、空穴作用(cavitation)和声流作用(acoustic streaming)等消融纤维性和钙化性斑块以及血栓,增加纤维化血管的可扩张性,是目前较有应用前途的斑块和血栓消融新技术。

6. 射频热球囊血管成形术 用热能作为球囊扩张的辅助措施来增加 PTCA 的治疗效果,为冠状动脉血管重建的主要方法。

(三) 外科治疗

冠心病的手术治疗主要包括冠状动脉旁路移植术、心脏移植及某些心肌梗死并发症的外科治疗。冠状动脉旁路移植术(CABG)通过将移植血管绕过冠状动脉狭窄部位与其近端吻合,可以达到立即恢复和(或)增加缺血心肌的血流量,有效地降低心绞痛发生率,缓解症状,改善心脏功能,提高生活质量。

【护理诊断】

1. 疼痛 与心肌缺血引起的胸痛有关。

2. 活动无耐力 与心排血量减少有关。

3. 恐惧 与病情严重,担心预后有关。

4. 心排血量减少 与心肌缺血、坏死致心肌收缩力下降有关。

5. 便秘 与心理紧张、卧床休息、服用降压药有关。

6. 潜在并发症:心律失常、心力衰竭、心源性休克、心脏停搏等。

【护理措施】

(一) 心电监护

老年冠心病疑为心肌梗死先兆或急性心肌梗死者,应密切观察血压、心律、呼吸、神志、疼痛及全身情况,尤其是 24 ~ 48 小时内,应进行心电图监测。

(二) 一般护理

保持环境安静,减少探视,防止不良刺激,解除思想负担。卧床休息 2 周,病情稳定无并发症者 2 ~ 3 周后可坐起,4 ~ 6 周后可逐渐下床活动。起初 3 日持续给氧,流量 4 ~ 6 L/min;疼痛减轻或消失后,可将氧流量减少到 3 ~ 4 L/min,维持 1 ~ 2 日。若疼痛剧烈可肌内注射哌替啶 50 ~ 100 mg,或吗啡 5 ~ 10 mg,必要时可 4 ~ 6 小时重复(有呼吸抑制者禁用吗啡)。罂粟碱、硝酸甘油

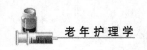

也可试用。

（三）活动安排

第 1~3 日绝对卧床,进食、大小便、翻身及个人卫生等日常生活均由护理人员协助。第 4~6 日卧床休息,鼓励病人在醒时每小时深呼吸及伸屈双下肢数次,也可做些轻缓的四肢主动与被动活动,以减少血栓形成和肌肉萎缩。无并发症者可坐在床上或床旁椅上,起坐时间从每次 20~30 分钟逐渐增加,开始起坐时动作要缓慢,预防体位性低血压,有并发症者根据病情延长卧床时间。第 1 周后可床边活动,走动时间逐渐增加,以不疲劳为宜。第 1~2 周逐渐增加活动,可在室外走廊散步,自行如厕等。第 3~4 周可出院。第 2~3 个月可恢复正常生活。

（四）饮食护理

饮食不宜过饱,少量多餐。以清淡、易消化、低钠、低脂、不胀气食物为宜,但须给予必需的热量和营养。

（五）便秘护理

便秘可由于生活环境、习惯和饮食变化,长时间卧床,以及吗啡、哌替啶等治疗药物引起。病人常因便秘而诱发心律失常、心绞痛、心源性休克、心力衰竭,甚至猝死,所以必须及时预防。鼓励病人适当食用蔬菜、蜂蜜、香蕉等润肠通便,保持 1~2 日排便 1 次,必要时可用缓泻剂、开塞露或盐水低压灌肠。

（六）用药护理

抗凝治疗期间,要密切注意有无出血倾向。出血部位多见于穿刺点、黏膜,偶见于颅内、消化道和泌尿道。穿刺后适当延长局部压迫止血的时间,必要时可加压包扎,尽量避免多次静脉注射。发现病人有神志的变化,以及大小便颜色、皮肤及黏膜异常,要及时通知医师调整肝素用量。

【出院指导】

一般病人 4~6 周病情稳定后可出院,恢复期或缓解期需充分休息,注意日常自我调养。应多为冠心病老年人进行有关指导。

1. 饮食指导　平日饮食宜清淡,尽量少食或避免高动物性脂肪、高胆固醇食物,如肥肉、猪油、动物内脏、蛋黄、乳酪和黄油等;平日烧菜尽可能用植物油,少盐、少糖。食物以素食及豆制品为主,可食用瘦肉、鱼肉和蛋类补充蛋白质。

2. 控制体重　肥胖者要注意减肥,减少食物总热量,不宜长期饱食;通过锻炼减轻体重到理想水平。

3. 温水浴疗　给左上肢做局部温水浴,使局部末梢血管和冠状动脉反射性扩张,改善冠状动脉循环。水温从 37℃ 逐渐调整到 42℃。

4. 用药指导　冠心病急发率和猝死率以上午 6:00~12:00 最高,尤其是睡醒后前 3 个小时,为冠心病发病的"清晨峰"。每日在清晨和午睡前服用 1~2 次能缓解发作症状的药物。按期服用可预防动脉粥样硬化、改善微循环和调节血脂的药物,如复方丹参滴丸等。

5. 运动指导　常规生活状态上午 6:00~12:00 心脏易出现缺血损伤和心律失常,所以心脏病病人最适宜运动且相对安全的锻炼时间是下午,应进行散步、体操、慢跑等力所能及的体育锻炼,以增强心脑功能。锻炼要注意循序渐进、持之以恒,切忌操之过急。

6. 定期体检　注意有无高血压、糖尿病等和冠心病发生有密切关系的疾病,一旦发现应联系医师,有针对性地选择药物治疗。

第三节　糖　尿　病

【案例】

赵某,女性,63岁,确诊为2型糖尿病20余年。口服多种药物治疗,空腹血糖持续波动在8.5~10.2 mmol/L之间。近2个月因担心药物不良反应停服降糖药。2周前出现口干乏力、尿频量多、眩晕耳鸣、潮热盗汗、肢体麻木以下肢为甚,遂入院治疗。现病人口渴难忍,尿量频多而浊,眩晕耳鸣、倦怠乏力、潮热盗汗、肢体麻木。

体格检查:T 36.2℃,P 72次/分,细弱无力,R 16次/分,Bp 160/90 mmHg。精神不振,面色微暗,下肢微肿,心肺等系统体检未见异常,生理反射微减弱,病理反射阴性。空腹血糖22.5 mmol/L,餐后血糖27.4 mmol/L。尿糖(+ + + +),尿酮体(+ + +),尿蛋白(-)。

问题探讨:

1. 分析病人本次病情加重的可能原因及目前护理重点。

2. 若病人经治疗护理后病情缓解稳定,应如何进行康复期护理?

糖尿病(diabetes mellitus,DM)是由于各种原因导致胰岛素分泌或(和)作用缺陷,引起以高血糖为主要特征,伴脂肪、蛋白质、水电解质代谢紊乱的一组代谢紊乱综合征。

糖尿病是常见病、多发病,发病率仅次于心血管病及恶性肿瘤。随着人们生活水平提高、人口老化及人们生活方式的改变,糖尿病患病率及发病率逐年上升。据 WHO 统计,全球糖尿病病人超过1.5亿,到2025年将增长一倍。目前我国糖尿病病人超过4千万,居世界第二位。

目前国际通用糖尿病分型如下。

1. 1 型糖尿病(T1DM)　因胰岛素分泌缺乏,依赖外源性胰岛素补充以维持生命,多见于青少年。

2. 2 型糖尿病(T2DM)　胰岛素抵抗和(或)胰岛素相对不足,多见于中老年人。占糖尿病病人的比例约为95%。

3. 其他特殊类型糖尿病　已有明确病因的是继发性糖尿病。

4. 妊娠期糖尿病(GDM)　指妊娠过程中发现的不同程度的糖耐量异常。

【病因】

糖尿病的病因和发病机制至今尚未明确。一般认为糖尿病是遗传因素与环境因素综合作用所引起。目前认为 HLA 基因中 DQ 基因是 T1DM 易感性的决定因子,而病毒感染则是最主要的环境因子,两者相互作用诱发机体免疫功能紊乱,促进自身抗体(如抗胰岛细胞的抗体)产生,使胰岛 B 细胞破坏而使胰岛素分泌缺乏。T2DM 是一种多基因突变病,在环境因素中,由于高热量饮食、体力活动减少等引起的肥胖可使靶细胞对胰岛素敏感性降低(胰岛素抵抗),甚至产生代偿性高胰岛素血症,胰岛素分泌相对不足。

胰岛素绝对或相对不足引起糖、蛋白质、脂肪代谢紊乱。长期高血糖使糖原物质沉积于血管壁,引起毛细血管基底膜增厚和微血管病变;脂肪代谢紊乱促进动脉粥样硬化导致其大血管病变;严重时甚至引起酮症酸中毒、高渗性非酮症糖尿病昏迷等急性并发症。

【临床表现】

(一)代谢紊乱综合征

胰岛素缺乏产生典型的"三多一少"症状,即多尿、多饮、多食和体重减轻。因糖原分解增加

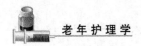

及葡萄糖利用减少致高血糖,产生渗透性利尿,尿量增多,烦渴多饮;血糖利用减少,导致饥饿,食欲增加;同时,蛋白质、脂肪分解增多加之功能减少引起消瘦、乏力。

(二)并发症

1. 急性并发症　包括酮症酸中毒(diabetic ketoacidosis,DKA)、高渗性昏迷及乳酸性酸中毒。

(1)酮症酸中毒　各种诱因使体内胰岛素严重缺乏引起的以高血糖、高血酮、酸中毒为主要特征的临床综合征。胰岛素的严重缺乏不仅明显升高血糖,且使脂肪分解加速,大量脂肪酸在肝经β氧化产生大量的酮体,如乙酰乙酸、β-羟丁酸及丙酮,引起临床上的酮症,即酮血症及酮尿。这些酮体均为有机酸,消耗体内大量碱,产生代谢性酸中毒,同时血糖、血酮渗透性利尿带出大量水分及电解质,引起机体脱水导致循环障碍,并进一步引起中枢神经功能障碍。

酮症酸中毒常见诱因感染是饮食不当,胰岛素治疗中断或不适当减量,应激情况如创伤、手术、妊娠和分娩等。但有时也可无明显诱因。表现为原有症状加重,尤其是烦渴、多饮、多尿;食欲缺乏、恶心、呕吐,少数似急腹症;头痛、嗜睡、烦躁,最后昏迷;出现呼吸深快,呼气中有烂苹果味;严重脱水时出现尿量减少,皮肤弹性差,脉率加快,血压下降等;实验室检查:尿糖、尿酮强阳性;血糖多在 16.7 ~ 33.3 mmol/L;血 pH < 7.35,二氧化碳结合力降低,多低于18.0 mmol/L 等。

(2)高渗性非酮症糖尿病昏迷　高血糖引起血浆高渗透压,导致严重脱水而出现意识障碍。此时,体内胰岛素尚能抑制脂肪分解,故无酮体。高渗性昏迷除口渴、多尿外,主要表现为严重脱水及意识障碍。其实验室检查表现为:血糖多在 33.3 ~ 66.6 mmol/L,尿糖强阳性,但尿酮多阴性,血渗透压显著升高。

2. 慢性并发症　①心血管并发症:如冠心病、脑血管疾病、肢体动脉硬化。②微血管病变:如肾小球硬化症、视网膜病变。③神经病变:以多发性神经炎为多见,也可引起自主神经损害。④其他:有感染、肺结核、糖尿病足等。糖尿病慢性并发症情况见表5-1。

表 5-1　糖尿病慢性并发症

并发症	发病机制和临床表现
心脑血管病	脂质代谢紊乱促进动脉粥样硬化,引起冠心病、缺血性或出血性脑血管疾病等;微血管病致心肌病,可诱发心力衰竭、休克;心脏自主神经受累常引起心动过速等
糖尿病肾病微血管病变	使肾小球硬化,引起蛋白尿、水肿、高血压及肾功能渐降
神经病变	主要由微血管病变和山梨醇增多有关。周围神经受累最常见,先肢端感觉异常、疼痛,后出现运动障碍;自主神经受累可影响心血管、胃肠道、泌尿系统及性器官功能
糖尿病足	主要与周围神经病变、血管病变以及感染有关。表现为足部疼痛、皮肤深溃疡、肢端坏疽等

(三)T1DM 与 T2DM 比较

T1DM 与 T2DM 特点比较见表 5-2。

表 5-2　T1DM、T2DM 特点

特点	T1DM	T2DM
病史特点	青少年多见,体型较瘦,起病急	中老年多见,体型较胖,起病缓
临床表现	"三多一少"明显,常有酮症	"三多一少"可不明显,少有酮症
辅助检查	胰岛素水平低下	胰岛素可低、正常、高
	自身抗体多(＋)	自身抗体多(－)
治疗	需要胰岛素治疗	可不需胰岛素治疗

【辅助检查】

(一)尿糖测定

尿糖可用作判断疗效的监测指标,但尿糖阴性不能排除糖尿病。

(二)血糖测定

血糖是目前诊断糖尿病的主要依据。诊断时主张静脉血浆测定,正常为 3.9～5.6 mmol/L。1999 年我国采用 WHO 新的糖尿病诊断标准。糖尿病症状加任意时血浆血糖≥11.1 mmol/L 或空腹血浆血糖(FPG)≥7.0 mmol/L 或餐后 2 小时血浆血糖(2hPG)≥11.1 mmol/L。

(三)口服葡萄糖耐量试验

口服葡萄糖耐量试验(OGTT)用于可疑 DM 诊断,发现空腹血糖过高(IFG:6.1 mmol/L≤FPG≤7.0 mmol/L)或糖耐量减低(IGT:7.8≤2 hPG≤11.1mmol/L)。

(四)血浆胰岛素和 C 肽测定

C 肽与胰岛素以等分子数从胰岛细胞生成和释放,C 肽不受外源性胰岛素的影响,能更准确地反应胰岛 B 细胞功能。

(五)其他

糖化血红蛋白(GHb)与糖化血浆白蛋白(果糖胺,FA)测定可作为 DM 病情监测指标。胰岛细胞自身抗体(IAA)及谷氨酸脱羧酶自身抗体(GAD65)检查有助于区分 T1DM 与 T2DM。

【治疗原则】

糖尿病治疗原则是早期治疗、长期治疗、综合治疗和治疗措施个体化。治疗目标是使血糖达到或接近正常水平,纠正代谢紊乱,消除糖尿病症状,防止或延缓并发症,维持良好的健康和劳动(学习)能力,保障小儿生长发育,延长寿命,降低病死率。

(一)饮食治疗

饮食治疗是各型糖尿病的基础治疗,适当节制饮食可减轻胰岛 B 细胞负担,必须严格执行。

(二)运动治疗

运动可以减轻体重,还有利于降低血糖。

(三)口服降糖药

治疗糖尿病的口服降糖药现有 4 类,见表 5-3。

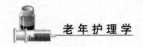

表 5-3　口服降糖药的分类及特点

药物分类	常用药	作用及应用	注意事项
磺脲类（SUs）	格列齐特 格列吡嗪 格列喹酮	①与 B 细胞 SUs 受体结合后促胰岛素释放。②主要适于 T2DM。③应用 1 个月内或有效治疗后 1～3 年可发生原发或继发失效	①不适于 T1DM、严重并发症、严重肾功能不全者及孕妇。②一般宜餐前 30 分钟服用。③主要不良反应为低血糖。④过敏者禁用
双胍类	二甲双胍	①增强糖利用，抑制糖异生，降低体重。②主要适用于 T2DM，也可用于 T1DM。③对正常人无降糖作用	①常见不良反应为胃肠反应，可进餐时服药。②该药促无氧酵解，缺氧时易诱发乳酸中毒
α-葡萄糖苷酶抑制剂	阿卡波糖 伏格列波糖	①抑制 α-葡萄糖苷酶，延缓糖吸收。②尤其适于空腹血糖正常而餐后血糖增高者	①与第一口饭同服。②常见不良反应为胃肠反应。③孕妇、哺乳期妇女、18 岁以下者不宜用
噻唑烷二酮类	罗格列酮（严格适应症） 吡格列酮	①增强靶组织对胰岛素敏感性，减轻胰岛素抵抗。②主要用于有胰岛素抵抗的 T2DM	①常见不良反应为上呼吸道感染、胃肠反应等。②严重肝病、孕妇、哺乳期妇女不宜用

（四）胰岛素

胰岛素可直接补充体内胰岛素的不足。

1. 适应证　①T1DM。②T2DM 经饮食、口服降糖药治疗未获得良好控制者。③糖尿病急性并发症及重症感染。④较严重的糖尿病慢性并发症。⑤应激情况如 AMI、脑血管意外、手术、妊娠及分娩者。此外，现多认为，如空腹血糖过高的 T2DM 也可首先使用胰岛素。

2. 制剂类型　根据起效作用快慢和维持时间长短，胰岛素分为以下几种类型（表 5-4）。

表 5-4　各种剂型胰岛素及使用方法

类别	类型	注射途径	起效时间	最强时间	持续时间	注射时间
短效	正规胰岛素（RI）	皮下 静脉	0.5～2 小时 即刻	2～4 小时	6～8 小时	餐前 1/2 小时，每日 3 次
中效	低精蛋白锌胰岛素（NPH）	皮下	3～4 小时	8～12 小时	18～24 小时	每日早餐前或晚餐前 1 小时，每日 1～2 次
长效	精蛋白锌胰岛素（PZI）	皮下	3～4 小时	14～20 小时	24～36 小时	每日早餐前或晚餐前 1 小时，每日 1 次
预混胰岛素	指预先按一定比例混合的短效、中效胰岛素。如 Novolin30R 表示 30% 为短效，70% 为中效					
胰岛素"笔"型注射器	使用预先装满胰岛素的笔芯，应用方便，尤其适用于视力较差的老年人使用					
胰岛素泵	用可调程序的微型电子计算机控制胰岛素注射，模拟胰岛素生理分泌					

3. 使用方法　胰岛素在使用时应注意：①制剂选择，通常在使用胰岛素初期，多选用短效胰

岛素,待血糖控制较稳定后,可改用中效或预混制剂。②用药途径,一般用皮下注射,但当有急性并发症或应急情况时应使用静脉滴注。③剂量调节,一般从小剂量开始,如每餐前30分钟试用短效胰岛素4~8 U,三餐前用量顺序一般为:早餐前用量最大,晚餐前次之,午餐前最少。以后根据血糖水平调节胰岛素的用量,直至血糖控制满意。

（五）并发症治疗

1. 酮症酸中毒

（1）胰岛素治疗 目前普遍采用小剂量短效胰岛素持续静脉滴注,0.1 U/(kg·h)。当血糖降至13.9 mmol/L 时,改输5%葡萄糖液并加入短效胰岛素治疗,胰岛素计算按1 U/(3~4)g 葡萄糖。待尿酮体消失后,可逐渐恢复到平时的治疗。

（2）补液 首要措施是补液,补液速度按先快后慢原则。通常使用生理盐水,补液总量可按病人体重10%估计。在第1~2小时输入1 000~2 000 ml,在2~6小时输入1 000~2 000 ml/h,第一个24小时输入总液量4 000~5 000 ml,严重脱水可输入6 000~8 000 ml。补液种类应先盐后糖,需视血糖情况而定。

（3）纠正电解质紊乱及酸碱平衡失调 酸中毒随着输液及胰岛素治疗逐渐缓解,而血钾降低可能更加明显,尿量 > 30 ml/h 时一般应补钾。当 pH < 7.1 或 CO_2 结合力为 4.5~6.7 mmol/L 时应予5%碳酸氢钠纠酸。

（4）处理诱因和防治并发症 如控制感染等。

2. 高渗性昏迷 胰岛素使用同上,也应注意补液和纠正电解质紊乱,防治诱因和并发症。

3. 妊娠合并糖尿病 无论妊娠期糖尿病或妊娠前已有糖尿病,两者之间均有复杂的相互影响,妊娠期间,应禁用口服降糖药,以免药物透过胎盘刺激胎儿胰岛,宜选用胰岛素治疗。

【护理诊断】

1. 营养失调:低于机体需要量(或高于机体需要量) 与胰岛素绝对或相对不足引起代谢紊乱有关。

2. 潜在并发症:酮症酸中毒、高渗性昏迷、糖尿病足等。

【护理措施】

（一）一般护理

应为病人提供一个安静、整洁的休息环境。

（二）病情观察

加强体重指数、血压、血糖等监测,应指导病人正确操作便携式血糖计。测空腹、三餐后2小时及睡前各个时点血糖,也可到医院测空腹和早餐后2小时血糖,依病情检查,3日至1个月不等。血糖检测有困难时用尿糖试纸测定。此外,早期发现有无糖尿病并发症可每3周查糖化血浆白蛋白(FA)或每3个月查糖化血红蛋白(HbA1c),每半年做眼底检查及24小时尿白蛋白测定等。

（三）饮食护理

1. 根据公式计算每日所需热量 通常根据标准体重(kg) = 身高(cm) - 105,计算病人标准体重,再根据标准体重和病人工作性质计算每日所需总热量,如成人休息时每日每千克理想体重给予105~125.5 kJ(25~30 kcal),轻体力劳动125.5~146 kJ(30~35 kcal),中度体力劳动者146~167 kJ(35~40 kcal),重体力劳动超过167 kJ(40 kcal)。小儿、孕妇、哺乳妇、营养不良及消

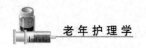

耗性疾病病人,可酌增 10% ~ 20%,而肥胖者则酌减。

2. 将总热量换成营养物质供给量　根据每日所需总热量、各营养物质的供热量及其分配比例计算出糖类、蛋白质、脂肪三大营养物质的每日所需量,糖类占总热量的 50% ~ 60%,蛋白质占 15% ~ 20%,脂肪占 25% ~ 30%。将总热量进行三餐(如 1/5、2/5、2/5)或四餐分配(1/7、2/7、2/7、2/7)。

3. 制订饮食计划　饮食量基本固定,忌食葡萄糖、蔗糖、蜜糖及其制品。蛋白质类食物应有 1/3 来自动物蛋白,伴糖尿病肾病时宜适当限制蛋白质摄入量。对于脂肪类食物,限制动物脂肪的摄入,少吃含胆固醇高的食物,如动物内脏、全脂牛奶、蛋黄等,提倡使用植物油。食用富含膳食纤维的食物,增加病人的饱足感,每日饮食中膳食纤维含量不少于 40 g,如蔬菜、豆类、粗谷物及含糖低的水果等。告知病人应随身携带一些方便食品如方便面、饼干、糖果等,以备低血糖时食用。注意按时进餐。

(四)运动护理

告诉病人运动可增加糖利用,增强外周组织对胰岛素的敏感性,促进脂肪分解,不仅有利于减轻体重;还可以增强心肺功能、增强体力以及调整精神状态。注意并发急性感染及其他严重的急慢性并发症时不宜运动或慎重安排运动。根据病人年龄、病情、兴趣等安排做操、慢跑、快走、游泳等不同的有氧运动。运动应在餐后 1 小时后为宜,防止空腹运动引起低血糖反应;每次可持续 30 ~ 60 分钟。T2DM 伴肥胖症者可适当延长运动时间,有助于减肥。运动强度一般以不感到明显疲劳为宜,保持运动时心率为 170 - 年龄/分。运动中出现饥饿感、心悸、头昏、乏力、出冷汗等低血糖反应时应立即停止活动并进食。

(五)用药护理

1. 疗效与不良反应观察处理　胰岛素的不良反应有:①低血糖,低血糖反应最常见,多见于T1DM。②过敏反应,表现为注射部位瘙痒,继而皮疹等局部过敏反应,也可有恶心、呕吐、腹泻等,多见于应用动物胰岛素者,可更换胰岛素制剂或批号。③胰岛素性水肿,多出现在胰岛素治疗初期,多可自行缓解。④屈光失常,常于数周内自行恢复。⑤脂肪营养不良,表现为注射部位皮下脂肪萎缩或增生,更换注射部位后可自行恢复。⑥抗药性,每日胰岛素需要量超过 100 U时,应改用单组分人胰岛素制剂。

2. 指导病人用药及保存　磺脲类药宜在餐前约半小时服用;而双胍类药物主要不良反应是恶心等胃肠道反应,心、肝、肾功能不全时病人要注意观察乳酸性酸中毒,老年病人慎用。胰岛素多采用皮下注射法,短效胰岛素还可静脉给药,应教会病人胰岛素注射技术。胰岛素保存应注意:胰岛素宜保存在冷藏室内(2 ~ 8℃),温度不宜 < 2℃或 > 30℃,避免剧烈晃动;如需人工混合胰岛素,应先抽吸短效胰岛素,再抽吸浑浊的中效、长效胰岛素,然后混合;注射部位多选在腹部、上臂外侧、大腿外侧、臀部不同部位,应左右交替更换以免形成局部硬结,因为胰岛素吸收腹部最快,其次分别为上臂、大腿、臀部。皮下注射时,胰岛素应注射在脂肪深层或脂肪与肌肉之间。胰岛素注射一般在每餐前半小时或 1 小时;随时监测血糖变化,如出现低血糖反应,可立即进食果糖、含糖饮料或静脉注射 50% 葡萄糖液。

(六)并发症护理

1. 病情观察　监测生命征、意识状态及是否有酮症酸中毒的诱因和多尿、多饮、恶心、呕吐,呼吸深快且有烂苹果味等,酮症酸中毒常见表现心率加快、血压下降及意识障碍,同时注意监测血糖、尿糖、尿酮及电解质和酸碱平衡情况等。

2. 一般护理 卧床休息,注意保暖,减少体内能量消耗。发生糖尿病酮症酸中毒病人常有紧张恐惧情绪,应给病人以心理支持,使其情绪稳定,积极配合治疗。

3. 对症护理 帮助呕吐者坐起或侧卧,头偏向一侧,以免误吸,注意清洁口腔;昏迷者常规护理,预防压疮等。

4. 用药护理 酮症酸中毒时立即建立2条静脉通道,遵医嘱给予小剂量胰岛素输注、补液及纠正电解质紊乱、酸碱平衡失调等。

【出院指导】

1. 健康教育 是落实糖尿病三级预防的关键措施。倡导改变不健康的生活方式,不吸烟、少饮酒、合理膳食、经常运动、防止肥胖,可降低 T2DM 的发生。

2. 充分调动病人主观能动性 病人积极配合治疗,以延缓和(或)防止并发症的发生;制订饮食和体育锻炼最佳方案,明确具体要求。告知病人感染、紧张、劳累、外伤或手术、妊娠及降糖药应用不当等会加重病情。

3. 提高病人的自我检测和自我护理能力 指导病人及家属血糖、尿糖检测技术、口服降糖药及胰岛素注射。有利于疾病控制达标,防止各种并发症的发生和发展。

4. 教育病人及其家属识别低血糖的反应 使其学会救治方法,随身携带识别卡。

5. 指导病人定期到医院复查 病人如有不适,及时就诊。

第四节 脑 卒 中

【案例】

洪某,男性,50 岁,大学文化,处长。7 日前因职务变迁郁闷不乐,于昨晨起床时跌倒后左侧上下肢运动失灵,口角歪斜,言语不清,但意识清晰,家人急送医院。入院时病人呈昏睡状态。体格检查:Bp 182/110 mmHg,P 75 次/分,T 38.6℃。经抢救现已清醒,但语言仍含糊不清,饮水有呛咳。黄色黏痰,两肺可闻及湿啰音,左侧上下肢瘫痪。病人时常流泪、心情郁闷。

问题探讨:

1. 该病人突然病情变化的原因是什么?

2. 目前病人主要护理问题是什么?如何护理?

脑卒中(stroke)俗称脑中风,指突然起病的脑血液循环障碍性疾病,又称脑血管意外。脑血管疾病病人因各种因素诱发脑内动脉狭窄、闭塞或破裂,而致急性脑血液循环障碍,临床上表现为一过性或永久性脑功能障碍。

脑卒中是严重危害人类健康和生命安全的常见的难治性疾病,有发病率高、致残率高、病死率高三大特点。据统计中国每年发病率高达 120/10 万,约 3/4 不同程度丧失劳动能力,重度致残者占 40%,是位居肿瘤之后的第二位死因。幸存病人易再复发,且复发一次加重一次,给病人带来极大痛苦,给家庭及社会带来沉重负担。

脑卒中主要包括缺血性脑卒中和出血性脑卒中。缺血性卒中,由血管阻塞引起,包括短暂性脑缺血发作、脑血栓形成、腔隙性脑梗死、脑栓塞。出血性脑卒中有脑出血、蛛网膜下隙出血。

【危险因素】

脑卒中的家族遗传倾向是肯定的,其他危险因素如下。

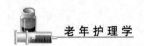

1. 原发性高血压　是脑卒中最主要的独立危险因素。超过60%脑卒中病人有高血压病史，且其复发率与动脉血压水平密切正相关。

2. 糖尿病　糖尿病病人易反复发作缺血性脑卒中，其缺血性脑卒中病死率是非糖尿病病人的2倍以上；40岁以上糖尿病病人脑卒中发病比非糖尿病多5倍。

3. 心脏病　包括冠心病、充血性心力衰竭、左心室肥厚、心律不齐等，均是脑卒中重要危险因素，与缺血性脑卒中关系更为密切，尤其是心房颤动。

4. 血脂代谢紊乱　极低密度脂蛋白、低密度脂蛋白是引起动脉粥样硬化的最主要脂蛋白，高密度脂蛋白是抗动脉硬化脂蛋白。

5. 短暂性脑缺血发作(TIA)　可以是脑梗死的先兆或前驱症状。

6. 吸烟与酗酒　不论对缺血性或出血性卒中均是危险因素。

7. 血液流变学紊乱　特别是全血黏度增加时脑血流量下降，其中血细胞比容增高和纤维蛋白原水平增高是缺血性脑卒中的主要危险因素。

8. 肥胖与超重　均为缺血性脑卒中的危险因素，与出血性脑卒中无关。肥胖而不伴高血压和糖尿病不是脑卒中的重要危险因素。

9. 年龄和性别　粥样硬化程度随年龄增高而增加，脑卒中发病率也趋向增高。55岁以后每增加10岁，卒中发生率就增加近1倍。70岁以上卒中率是50岁以下人的20倍。男女之比为1:(1.3~1.5)，原因可能与男性高血压、吸烟与饮酒者多于女性有关。

10. 药物因素及其他　避孕药、抗凝药、溶栓药、交感胺类药物以及饮食、季节与气候、地理环境、高原因素等都与脑卒中发病有关。

【临床表现】

脑卒中先兆表现多样，病人突发一侧肢体无力或活动不灵，全身肢体软弱无力，一侧肢体不自主地抽动；突发一侧肢体感觉异常，出现一侧面部或手脚麻木，有的为舌麻、唇麻；突发头晕，常伴有耳鸣、恶心、呕吐或血压波动，头痛，特别是与平时不同剧烈、持续性头痛；和别人交流时突然失语或构音不清；一过性双眼视物不清；不明原因突然跌倒或晕倒；整天昏昏欲睡、短暂意识丧失或个性和智力的突然变化。

(一) 缺血性脑卒中

1. TIA　TIA多在50~70岁发病，男性多于女性，发作突然、短暂，一次持续数秒至数小时，最长不超过24小时；发作时症状取决于累及的动脉系统，一般症状完全恢复，不会遗留神经功能缺损；常反复发作。

2. 脑血栓形成　脑血栓形成多于静态发病，常在清晨或夜间醒来发现偏瘫、失语等。症状多在数小时至1~3日内达高峰，一般无意识障碍，生命征稳定。如出现意识障碍等提示脑干网状结构供血不足。大面积梗塞或病情严重者，有意识障碍，甚至出现脑疝，引起死亡。起病在6小时内即达到高峰者，常有完全瘫痪及昏迷型卒中。进展型卒中在6小时至数日内脑缺血症状呈阶梯式逐渐加重。如意识清晰度下降而局灶性神经征象并无增多则提示脑水肿存在。

3. 脑栓塞　心源性脑栓塞同时有心脏病的症状及体征，或有手术经过。脂肪栓塞常发生于头骨骨折或手术后，常先有肺部症状如呼吸困难、胸痛等，以后出现精神异常、烦躁不安、头痛、昏迷、抽搐、颅内压增高等神经系统症状，局限性体征少，皮肤黏膜可见褐色瘀斑，病死率较高。

4. 腔隙性脑梗死　腔隙性脑梗死是在高血压小动脉硬化的基础上，脑深部的微小动脉发生闭塞，引起脑组织缺血性坏死。多见于中老年人，伴高血压、糖尿病史。临床症状轻，一般无颅内压增高的临床表现。一般症状有头晕、头痛、反应迟钝、抽搐、痴呆,无意识障碍,精神症状少见。

（二）出血性脑卒中

1. 脑出血 多发于50岁以上高血压动脉硬化病人。大多发病在情绪激动、疲劳、过度用力等情况时;少数人静态或睡眠中发病,仅少数人出血前数小时或数日前有先兆表现,在出血后数分钟、数小时达高峰,临床表现取决于出血的量和部位。中等量以上出血病人的典型表现为突然出现头晕、头痛,随即出现呕吐咖啡样物质,继而出现意识障碍甚至昏迷,伴血压升高、脉搏缓慢有力、大小便失禁、瞳孔缩小、光反应迟钝等。出血量小者表现为某一单纯症状或体征。

（1）内囊出血 典型表现为病灶对侧出现不同程度的偏瘫、偏身感觉障碍、偏盲和双眼球向病灶侧同向凝视四偏症状;重型多属内侧型或混合型,起病急,昏迷深,鼾声明显,常有双侧瞳孔不等大,病死率极高;主侧半球出血还可出现失语、失用等症状。

（2）小脑出血 多表现为枕部剧痛、频繁呕吐,患侧肢体共济失调,眼球水平性震颤、面瘫,颈强直等;重症者颅内压迅速增高、昏迷加深,枕骨大孔疝形成,多在48小时内死亡。

（3）脑室出血 起病急骤,特点是脑膜刺激征阳性,四肢弛缓性瘫痪,有阵发性强直性痉挛或去皮质强直状态,病情严重,预后极差。

（4）脑叶出血 多数预后良好。脑桥出血起病突然,重者短期进入深昏迷、四肢瘫痪、双侧瞳孔呈针尖样大小、中枢性高热、呼吸不规则,多于24～48小时内死亡。轻者表现为单侧脑桥损害的交叉性瘫痪和双眼凝视瘫痪侧。

2. 蛛网膜下隙出血 各年龄均可发病,多在情绪激动或用力情况下急性发生。突发剧烈头痛,持续不能缓解或进行性加重,多伴恶心、呕吐,可有短暂意识障碍、烦躁、谵妄等精神症状,可出现脑膜刺激征,眼底可见玻璃膜下出血,少数可有局灶性神经功能缺损,如轻偏瘫、失语等。在60岁以上的老年病人症状不典型,头痛、呕吐、脑膜刺激征都可能不明显。

【辅助检查】

1. 颅脑CT 多数脑梗死发病24～48小时后逐渐显示与闭塞血管供血区一致的低密度梗死灶,出血性脑梗死呈混杂密度改变。病后2～3周CT上不能见到病灶,称"模糊效应"。

2. 磁共振成像（MRI） 比CT显示病灶早,能早期发现大面积脑梗死,清晰显示小病灶及颅后窝的梗死灶,病灶检出率为95%。增强MRI比平扫更为敏感。灌注MRI（perfusion MRI,PWI）能在数分钟内显示中血管、大血管阻塞。弥散加权MRI（diffusion MRI,DWI）能在起病早期关键数小时起到定位及确定病变范围的作用。

3. 血管造影 数字减影血管造影（DSA）或磁共振血管造影（MRA）可发现血管狭窄和闭塞的部位。

4. 脑脊液检查 出血性脑梗死脑脊液（CSF）可见红细胞。如通过临床及影像学检查已经确诊为脑梗死则不必进行本检查。

5. 彩色多普勒超声检查（TCD） 可发现颈动脉及颈内动脉的狭窄、动脉粥样硬化斑块或血栓形成。超声心动图检查有助于发现心脏附壁血栓、心房黏液瘤和二尖瓣脱垂。脑电图、脑地形图、核素脑扫描等已很少在脑梗死的诊断中应用。

6. 脑血液流变学 研究血液流动性、黏滞性、变形性、聚集性及凝固性。

【防治原则】

（一）三级预防

早期预防和治疗特别重要,可以预防和减少脑卒中发生,减少致残率和病死率。一级预防针

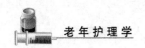

对存在仅有危险因素而没有脑血管先兆或表现的个体,应积极治疗现存危险因素,定期监测并预防其他危险因素发生。二级预防针对已出现脑卒中先兆个体,早期诊断、早期治疗,防止严重脑血管病发生。脑卒中病人采取三级预防,早期(发病 3～6 小时)或超早期(发病后 3 小时以内)治疗,降低致残程度,清除或治疗危险因素预防复发。

(二)手术治疗

如颈动脉内膜切除术、颅内外动脉吻合术、开颅减压术等对急性脑梗死病人有一定疗效。起搏器是目前治疗脑卒中较好的方法,最近研究发现磁场能够促进神经细胞再生,防止老年性痴呆,延长人的寿命。

(三)药物治疗

针对危险因素,能口服就不要输液。应在医师指导下针对病人情况和病症特征选择用药,可防止复发。抗血小板聚集药有阿司匹林、氯吡格雷、双嘧达莫等。其中阿司匹林是基础用药,不良反应有用药抵抗,胃肠影响,各种出血倾向病人应禁止使用。低分子肝素可阻断凝血过程,改善预后,降低致残率和病死率。

1. 溶栓治疗　临床常用溶栓药有尿激酶(UK)、重组的组织型纤溶酶原激活剂(rt－PA)等。其中尿激酶在我国应用最多。经颅超声溶栓主要用于脑梗死早期治疗,可与尿激酶同时使用,提高溶栓效果,减少出血并发症。缺血性脑卒中溶栓治疗应在 6 小时以内开始。在脑动脉硬化、脑血管狭窄和 TIA 发作的脑梗死前期,溶栓治疗可预防脑梗死的发生。

2. 抗凝治疗　目的在于防止血栓扩展和新血栓形成。常用药有肝素、低分子肝素及华法林等。治疗期间应检测凝血时间和凝血酶原时间。阿司匹林在进行溶栓及抗凝治疗时不要同时应用,以免增加出血风险。

3. 保护脑组织　可采用钙离子通道阻滞药、镁离子、抗兴奋性氨基酸递质、自由基清除剂和亚低温治疗等。给予脑细胞营养剂包括 ATP、细胞色素 C、胞二磷胆碱等。

4. 降纤治疗　降解血中纤维蛋白原,增强纤溶系统活性,抑制血栓形成。可选择降纤酶(defibrase)、巴曲酶(batroxobin)和蚓激酶等。

(四)康复治疗

中老年人脑血管意外大多伴有偏瘫。运动疗法是脑卒中偏瘫治疗的一个重要手段。危险期过后即可进行,根据病情进行语言训练、心理训练或肢体功能训练。

(五)针灸和中药治疗

脑卒中恢复期如有半身不遂、口歪、语言謇涩或失声等后遗症,应药物与针灸并用以提高疗效。根据病情可采用标本兼顾或先标后本等治疗方法。治标宜搜风化痰,通络行瘀;肝阳偏亢者,可采用平肝潜阳法。治本宜补益气血,滋养肝肾或阴阳并补。

【护理诊断】

1. 疼痛:头痛　与出血性脑血管病致脑膜刺激或颅内压增高有关。

2. 有受伤的危险　与眩晕、复视、共济失调、意识障碍及感觉障碍有关。

3. 躯体移动障碍　与脑血管病变致肢体瘫痪有关。

4. 生活自理缺陷　与肢体活动能力丧失有关。

5. 语言沟通障碍　与病变累及大脑优势半球,语言中枢受损有关。

6. 潜在并发症:脑疝、上消化道出血。

【护理措施】

（一）一般护理

1. 环境 病室应通风,保持空气新鲜及适宜的温湿度。移开病人活动场所的障碍物,防止地面过滑,卫生间、走廊和楼梯安装扶手。脑出血病人病室应保持安静,避免声刺激和光刺激,限制亲友探视,各项护理操作如翻身、吸痰、鼻饲等动作均需轻柔。病人应避免情绪激动、剧烈咳嗽、打喷嚏等,以防止颅内压和血压增高导致进一步出血。

2. 病情观察 定时监测生命征和意识、瞳孔、视力、肌力等改变,了解血压下降因素,及时发现颅内压增高症状,若血压过高或过低应及时通知医师并配合处理。

3. 心理护理 了解病人及家属的思想顾虑,帮助病人树立与疾病作斗争的信心。关心、体贴病人,告诉病人若积极配合医师治疗,按时服药,预后良好。

（二）休息

缺血性脑卒中急性期绝对卧床休息,取平卧位,以保证有较多血液供给脑组织,避免搬动。脑出血病人取侧卧位,头部抬高15°~30°,以利颅内血液回流,减轻脑水肿。对有面神经瘫痪的病人,可取面瘫侧朝上侧卧位,有利于口腔内分泌物的引流。发病后24~48小时内避免搬动。必须搬动病人时需保持身体的长轴在一条直线上。

（三）饮食护理

1. 急性期饮食 急性脑出血病人在发病24~48小时内禁食,有昏迷、吞咽困难、呛咳可给予糊状流质或半流质饮食,小口慢慢喂食,必要时给予鼻饲。蛛网膜下隙出血病人除有意识障碍、恶心、呕吐外,一般不必禁食。清醒病人摄食时一般以坐位或头高侧卧位为宜,进食要慢,面颊肌麻痹时食物可由一侧口角流出,应将食物送至口腔健侧近舌根处,使病人容易控制和吞咽食物。

2. 康复期饮食 宜进清淡、少油腻、易消化的平衡膳食。限制动物脂肪,如猪油、牛油、奶油等,限制蛋黄、鱼子、动物内脏、肥肉等含胆固醇较高食物。可采用植物油,如豆油、茶油、芝麻油、花生油等,促进胆固醇排泄及转化。经常食用蛋清、瘦肉、鱼类和各种豆类及豆制品。一般每日饮牛奶及酸牛奶各1杯,抑制体内胆固醇合成,饮牛奶时可将奶皮去掉。豆类含豆固醇可促进胆固醇排出。维生素C可降低胆固醇,增强血管致密性,应多吃含维生素C和钾、镁丰富的新鲜蔬菜和水果等。钾、镁对血管有保护作用。多吃海带、紫菜、虾米等含碘丰富的食物,碘可减少胆固醇在动脉壁沉积,防止动脉硬化发生。每日食盐在6g以下;忌饮酒、浓茶、咖啡,忌食刺激性强的调味品及食物。少喝鸡汤、肉汤,忌暴食。

（四）活动安排

1. 急性期 脑卒中急性期应保持肢体于功能位置:上肢,手关节保持轻微背屈,肘关节微屈曲,上肢高于肩部水平,避免关节内收、下垂,可采用夹板或三角巾托起;下肢,足底垫起,使足背与小腿呈90°角,防止足下垂;膝关节下放一小枕垫起,使腿微屈,外侧放枕头垫好,以防止膝关节伸展性挛缩及下肢外旋。教会病人及家属锻炼和翻身技巧,训练病人平衡和协调能力。培训病人日常生活基本技能,如穿脱衣服、自己动手吃饭及使用各种餐具等。鼓励病人调动健侧肢体能动性,辅助患侧进行运动。

2. 康复期 病情稳定后,可对瘫痪肢体关节进行按摩和被动运动,防止肢体肌肉失用性萎缩。康复期进行功能训练,要循序渐进,活动量由小渐大、时间由短到长,做到被动与主动运动、床上与床下运动相结合、语言训练与肢体锻炼相结合。对失语病人应评估失语的类型和程度,向

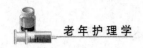

病人和家属解释失语原因,并鼓励病人进行言语训练。早期鼓励和指导病人用非语言方式如表情、目光、手势、文字来表达自己的需求及情感;制订语言训练计划,促进语言功能尽快恢复。

（五）对症护理

嘱病人有前驱症状时立即平卧,避免摔伤。教病人如何应用拐杖、助行器等;指导病人选择有防滑底的鞋。头部禁用冰袋或冷敷,以免血管收缩,血流缓慢而使脑血流量减少;给予氧气吸入或高压氧舱治疗。保持大便通畅,防止用力排便而导致颅内压增高,必要时按医嘱给予缓泻剂,禁止大量不保留灌肠。

（六）用药护理

用抗血小板聚集剂、抗凝药物时应密切观察有无出血倾向。如静脉滴注低分子右旋糖酐时出现发热、荨麻疹等过敏反应,服用阿司匹林后有黑便,使用抗凝剂和溶栓剂期间,有皮肤黏膜出血时,应立即报告医师处理。

【出院指导】

1. 向病人和家属介绍脑血管病的基本知识,告知积极治疗原发病对防止复发的重要性;避免精神紧张、情绪激动、用力排便及过度劳累等诱发因素。生活有规律,平时要保持适量体力活动,指导病人自我控制情绪、保持乐观心态。教会病人家属测量血压的方法,每日定时监测血压,发现血压异常波动及时就诊。

2. 饮食宜清淡,摄取低盐、低胆固醇食物,避免刺激性食物及饱餐,多吃新鲜蔬菜和水果,矫正不良的生活方式,戒除烟酒。

3. 经常发作的病人不要从事过重的体力劳动及单独外出,以防跌倒。告知病人避免突然的转头或仰头动作,发作较频繁的病人尽量减少独处的时间。老年人晨间睡醒时不要急于起床,最好安静10分钟后缓缓起床,以防体位性低血压致脑血栓形成。

4. 坚持长期服用抗血小板聚集药物,告知病人药物不良反应,一旦出现应及时就医。

5. 让病人及家属明白锻炼开始越早则疗效越好,向其介绍康复锻炼的具体操作方法。告知病人只要坚持功能锻炼,其症状、体征可以在1~3年内得到改善。

6. 定期到医院复查,如出现严重头痛、眩晕、肢体麻木、活动不灵、口齿不清时,应及时就诊,教会家属复发时的急救措施。

【课后练习】

1. 下列哪项不是老年人慢性阻塞性肺疾病的并发症（　　）
   A. 肺源性心脏病　　　　B. 休克　　　　　　C. 电解质紊乱
   D. 呼吸性碱中毒　　　　E. 弥散性血管内凝血

2. 引起 TIA 最主要病因是（　　）
   A. 高血压　　　　　　　B. 降压药使用不当　　C. 脑动脉粥样硬化
   D. 血液黏稠度低　　　　E. 情绪激动

3. 护理缺血性脑卒中危重病期病人不妥的是（　　）
   A. 保持安静,避免搬动　　B. 注意保温　　　　　C. 取头低侧卧位
   D. 头部用冰袋或冷敷　　　E. 对偏瘫者注意饮食护理

4. 高某,男性,70 岁。已诊断为肺源性心脏病 3 年,1 周来咳嗽、咳痰、喘息加重,双下肢水肿。体检肺内湿啰音密集,心率100 次/分,肝肋下2.5 cm,双下肢水肿。白细胞计数及中性粒细胞分

类均增高,血气分析:pH 7.33,PaO_2 50 mmHg,$PaCO_2$ 78 mmHg,HCO_3^- 34 mmol/L。根据以上资料,对此病人治疗时最首要的是(　　　)

A. 呼吸兴奋剂　　　　　B. 人工通气　　　　　C. 氧疗

D. 应用利尿剂　　　　　E. 积极控制感染

5. 某老年呼吸衰竭病人,近日因咳嗽、咳痰、气急明显,又出现神志不清、发绀、多汗及皮肤湿润温暖,查血气分析:pH 7.3,PaO_2 45 mmHg,$PaCO_2$ 80 mmHg,应给予(　　　)

A. 高浓度、高流量持续吸氧　　　B. 高浓度、高流量间断吸氧

C. 低浓度、低流量间断吸氧　　　D. 低浓度、低流量持续吸氧　　　E. 乙醇湿化吸氧

6. 病人,男性,57岁。患糖尿病,应用胰岛素治疗,下午15:00突起心悸、多汗、软弱、而后出现神志不清。体格检查:脉搏120次/分、化验尿糖(-),尿酮(-),尿素氮轻度升高,最可能为(　　　)

A. 高渗性昏迷　　　　　B. 酮症酸中毒昏迷　　　　　C. 低血糖昏迷

D. 脑血管意外　　　　　E. 尿毒症昏迷

7. 病人,男性,56岁。患糖尿病3年,胰岛素治疗,未规律控制饮食,一直疲乏无力、多饮。近日晚饭后吃西瓜500 g,数小时后感恶心、呕吐、头晕。急诊检查血糖18 mmol/L,尿糖(+++),尿酮(++),呼吸加快,血压130/85 mmHg,体温正常。原因为(　　　)

A. 感染　　　B. 胰岛素治疗中断　　　C. 饮食不当　　　D. 各种应激　　　E. 精神因素

(8~10题共用题干)

王某,60岁。旅游途中突发左前胸压榨样疼痛,向左臂放射,伴上腹饱胀、烦躁不安、出冷汗,含服硝酸甘油未能缓解而急诊入院。体格检查:T 37℃,Bp 101/65 mmHg,P 62次/分,律齐,心音低钝。两肺未闻及啰音。心电图:Ⅱ、Ⅲ、aVF可见宽而深的Q波、ST段呈弓背向上抬高、T波倒置。

8. 目前首优护理诊断或合作性问题是(　　　)

A. 有便秘的危险　　　　　B. 疼痛:心前区疼痛　　　　　C. 心排血量减少

D. 潜在并发症:休克　　　E. 恐惧

9. 目前首要护理措施是(　　　)

A. 吸氧　　　　　B. 心电、血压、呼吸监护并解除疼痛　　　C. 安慰病人保持情绪稳定

D. 防止便秘　　　E. 半卧位或平卧位绝对卧床休息

10. 24小时内尽量避免使用(　　　)

A. 利多卡因　　　B. 尿激酶　　　C. 吗啡　　　D. 1,6-二磷酸果糖　　　E. 毛花苷丙

(潘红宁)

第六章　老年人特有疾病护理

◉学习目标

识记:老年痴呆的概念、分类;阿尔茨海默病的临床特点;帕金森病的概念及其主要症状;老年人骨质疏松症的临床特点。

理解:阿尔茨海默病的病程分期;"铅管样强直""齿轮样强直""慌张步态"等临床表现;老年人骨质疏松症的诊治要点。

运用:能结合具体案例分析老年痴呆、帕金森病、老年人骨质疏松症可能的发病因素,并对老年病人进行健康教育。能结合具体案例,为老年性痴呆、帕金森病、老年骨质疏松症病人制订护理计划,并实施护理。

第一节　老　年　痴　呆

【案例】

王某,女性,78 岁,退休工人。病人于 2004 年起自觉记忆力减退,经常丢三落四,经常忘记需要做的事情,想好了要说的话转身想说时即想不起来。2006 年开始发现病人出现睡眠障碍,常说有人要偷她的东西,经常重复说话。近半年来记忆力下降尤为明显,独自外出不知道回家。手脚颤抖,走路不稳,不认识家人,不知大小便,生活基本不能自理。既往无特殊病史。入院检查:头颅 CT 见明显脑萎缩;表情呆滞、目光无神、流涎;问"有几个子女""叫什么名字""家住哪里""现在何处"等问题时均不能回答。医疗诊断为"阿尔茨海默病"。

问题探讨:

1. 何谓阿尔茨海默病?

2. 病人目前存在哪些主要护理问题?

3. 如何预防阿尔茨海默病? 如何保证老年人的安全?

老年痴呆(dementia in the elderly)是指发生在老年期由于大脑退行性病变、脑血管病变、脑外伤、脑肿瘤、颅内感染、中毒或代谢障碍等病因所致的以慢性进行性智力及认知功能衰退和行为人格改变为主要表现的一种神经精神疾病。老年痴呆包括老年性痴呆,又称阿尔茨海默病(Alzheimer's disease,AD)、血管性痴呆,又称多发性梗死痴呆(vascular dementia,VD)、混合性痴呆和其他类型痴呆(如帕金森病、乙醇依赖、外伤、中毒等引起的痴呆)。老年痴呆是继肿瘤、心脏病、脑血管病之后引起老年人死亡的第四大病因。

临床上以 AD 和 VD 为主,占老年痴呆的 70% ~80%。AD 约占老年痴呆总数的 60% 以上。我国60 ~69 岁人群中,AD 患病率为 2.3%,70 ~79 岁为 3.97%,80 岁以上为 20% ~32%。目前我国

AD病人已超过600万,且随着老龄人口增多,患病人数也逐渐增多,带来沉重的社会和经济负担。

本节主要讲述阿尔茨海默病。

【病因与发病机制】

AD是一组病因未明的原发性退行性脑变性疾病,其发生为多种因素相互作用的结果。近年来国内外大量研究的重点集中在遗传学、神经递质学说、病毒感染及免疫学等方面。

（一）遗传因素

AD具有家族聚集性,约20%病人有阳性家族史,其一级亲属有很大的患病危险性。分子生物学研究证明,第21号、19号、14号和1号染色体上有异常基因位点,这些受累基因所编码的蛋白质分别为β淀粉样蛋白(β–AP)、载脂蛋白E(ApoE)、早老素蛋白–1(PS–1)和早老素蛋白–2(PS–2)。这些基因的突变和多肽性改变与AD发病有关。

（二）神经递质学说

与AD相关的递质改变有乙酰胆碱系统、单胺系统、氨基酸类和神经肽递质,其中胆碱乙酰转移酶和乙酰胆碱类递质的减少是AD的重要原因。神经药理学研究证实,AD病人有大脑皮质和海马部位乙酰胆碱转移酶活性降低,直接影响乙酰胆碱的合成和胆碱能系统的功能。此外,促肾上腺皮质激素释放因子及去甲肾上腺素均明显减少,多巴胺羟化酶活性均显著降低。

（三）病毒感染

实验证明,使羊脑组织变形的病毒接种于小白鼠脑内可出现典型的老年斑。体外实验显示,疱疹病毒感染能使嗜铬细胞PC12细胞乙酰胆碱转移酶水平降低。提示病毒感染可能是本病的原因之一。

（四）金属作用

部分AD病人脑内铝浓度可达正常脑的10~30倍,老年斑(SP)核心中有铝沉积。研究证实,铝可引起神经元变性,人类中枢神经系统变性疾病均与铝有关联。

（五）免疫功能紊乱、自由基损伤

免疫功能紊乱、自由基损伤等均与AD的发病有关。AD的脑反应性抗体比对照组高20%,说明本病病人的自身抗体含量增加,可能对神经元的消失和衰老起作用。

（六）其他

高龄、脑外伤、环境因素及心理社会因素等与本病的发生有一定关系。如丧偶、独居、文化程度低、经济窘迫和生活颠沛者,患病机会较多。

【临床表现】

起病隐匿,常无确切起病时间,早期往往不易被发现,一旦发生,即呈不可逆的缓慢进展。

（一）临床症状

1. 记忆障碍 为阿尔茨海默病的早期最突出的症状或核心症状。最初出现的是近记忆力下降,不能记住和学习新知识、新事物,以后逐渐对往事也出现遗忘。严重时迷失回家的路、忘记家人的名字、不认识家人等,以致发生完全性遗忘。

2. 行为与人格障碍 是早期表现之一。表现为性情固执、自我为中心、自私、多疑、对周围环境兴趣减少、对人冷淡,不修边幅、不讲卫生、随地便溺、语言粗俗、对异性不礼貌,甚至当众裸体等。

3. 语言障碍 语言改变是皮质功能障碍的敏感指标。失语是AD的常见特征性症状,在其

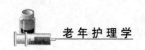

他原因的痴呆中不常见。表现为找词困难,可以理解他人语言却不知如何回答,或用词不当、不能命名。至晚期出现构音障碍,甚至缄默不语。

4. 认知障碍 指掌握和运用知识的能力障碍,包括语言和非语言技能、记住新知识的能力和从丰富的知识库中追忆知识的能力。在 AD 的早期就可出现失算、判断力差、概括能力丧失、注意力分散,甚至丧失生活能力。

5. 定向力障碍 对于时间、地点、人物的定位能力发生障碍。最常见的是地点定向障碍,如不认识自己熟悉的环境,表现为经常迷路、走失。随着病情进展,人物定向也出现问题,以致不认识亲朋好友,不认识自己的子女。病情严重时,病人无法想起现在是哪年哪月哪日,分不清白天与黑夜。定向力障碍在傍晚及夜间更明显,尤其在陌生的环境会使这些症状更为恶化。

（二）伴随症状

精神病性症状即为 AD 的伴随症状。表现为主动性减少、情感淡漠或失控、抑郁、不安、兴奋或欣快、失眠、妄想(被害、被窃、嫉妒妄想等)、幻觉(幻听、幻视)、徘徊、无意义多动、自言自语或大声说话、焦躁不安、攻击倾向等。这些症状常是 AD 病人求治的原因。

（三）体征

AD 一般无神经系统体征,早期约 7% 病人有肌阵挛发作,晚期可出现锥体束征阳性或癫痫(全身强直阵挛)发作。

（四）病程分期

第一期(遗忘期):主要表现为近期记忆力下降,渐渐出现计算能力、定向力障碍,活动范围减少,生活尚能自理。此期可持续 1~3 年。

第二期(混乱期):表现为近期、远期记忆均受损,空间定向障碍进一步严重,伴有失认、失语、思维情感障碍及个性人格改变明显,行为明显异常,部分日常生活需人照料。此期为 2~10 年。

第三期(极度痴呆期):表现为完全缄默,运动障碍明显,卧床或坐轮椅,生活完全不能自理,常伴有恶病质、肌强直和大小便失禁。此期为 8~12 年。

【辅助检查】

1. 脑电图检查 可以表现正常或呈非特异性的弥漫性慢波,α 波节律变慢、波幅变低,甚至在疾病严重时可以消失,一般来说,脑电图变化的程度与病人的智能损害程度之间具有一定关系。

2. 影像学检查 头颅 CT 主要显示脑萎缩。表现为两大脑半球脑沟增多、加深、脑裂增宽,颞叶(主要是颞中回)萎缩,MRI 显示的脑萎缩或脑室扩大较 CT 更清晰,更敏感,且能测量整个颞叶或海马、杏仁核等结构的体积,对 AD 的早期诊断具有重要意义。

3. 心理测验 简易智力状态检查(MMSE)、长谷川痴呆量表可用于筛查痴呆;韦氏记忆量表和临床记忆量表可测查记忆;韦氏成人智力量表可进行智力测查。

【治疗原则】

目前尚无根治和逆转病程的药物,以预防为主。治疗上应早发现、早诊断、早治疗,采取综合措施,以维持、改善脑功能,延缓疾病的进展。

（一）一般治疗

饮食中补充富含磷脂酰胆碱、维生素 A、维生素 E 以及锌、硒等微量元素的食物,限制铝的摄入等。日常生活提供必要的照料,保证老年人安全。

（二）药物治疗

以口服为主，常用的药物如下。

1. 乙酰胆碱酯酶抑制剂（AChEI） 是一种口服可逆性胆碱酯酶抑制剂，如他克林、多奈哌齐、重酒石酸卡巴拉汀、加兰他敏、石杉碱甲等，此类药物通过抑制大脑中的胆碱酯酶的活性，提高脑皮质内乙酰胆碱的水平，有利于改善痴呆病人的学习和记忆能力。

2. 谷氨酸（NMDA）受体拮抗药 如美金刚（易倍申），可减少谷氨酸的神经毒性作用，保护神经细胞，改善记忆。用于治疗中重度阿尔茨海默病。

3. γ－氨基丁酸（GABA）类促智药 为脑代谢改善药，此类药物能促进脑神经细胞对氨基酸、磷脂及葡萄糖的利用，从而增强病人的反应性、兴奋性和记忆力。如吡拉西坦（脑复康）、茴拉西坦、奥拉西坦等。

4. 脑血循环改善剂 通过改善脑血流和扩张脑血管，增加脑细胞的供血供氧。常用的有阿米三嗪、银杏叶制剂、尼麦角林等。

5. 抗氧化剂 如维生素 E，长期服用能延缓 AD 的进展。

（三）并发症的治疗

维持水电解质平衡，防治感染，必要时进行抗抑郁、抗焦虑及其他抗精神药物治疗。

【护理诊断】

1. 记忆受损 与大脑退行性改变记忆力下降有关。

2. 自理缺陷 与认知、行为障碍有关。

3. 语言沟通障碍 与认知障碍有关。

4. 有受伤的危险 与痴呆导致定向障碍、精神障碍等有关。

5. 有皮肤完整性受损的危险 与长期卧床、营养不良有关。

6. 营养失调：低于机体需要量 与摄入不足有关。

【护理措施】

（一）一般护理

1. 日常生活照料 对痴呆老年人要着重生活照顾，如督促、帮助病人日常梳洗、大小便。随时为老年人增减衣服，以免受凉。指导病人穿衣，用尼龙搭扣替代拉锁。衣被整洁、干燥。

2. 安全护理 居室设施应尽量简单，光线充足，室内环境舒适，空气新鲜。应无门槛、地毯等障碍，地面要防滑，在老年人活动区域要安装夜用小灯，床边最好有护栏，防止跌倒。刀剪、玻璃、镜子、药品、杀虫剂等物品要收藏好，以防自伤或伤人。煤气、电源等开关要有安全装置，使病人不能随意打开，避免意外发生。生活环境要相对固定，不要频繁更换。日常生活用品要放在老年人容易看到及找到的地方。外出要有人陪伴，并且佩戴写有病人姓名和电话的卡片或手镯，有助于迷路时被人送回。

3. 饮食护理 给予高蛋白、高热量、高维生素、低糖、低脂的饮食，以清淡、易消化、营养丰富的食物为主；对痴呆老年人要注意饮食卫生，对于不主动进食的老年人要耐心地劝其进食；对生活自理差、病情较重的老年人，应协助进食，必要时给以喂食；对吞咽困难者应给以缓慢进食，不可催促，以防哽噎或呛咳；对于极度痴呆期老年人可给予鼻饲以保证足够的营养。对不知饥饱、抢食、暴饮暴食者要适当限制食量。

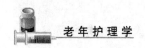

（二）用药护理

1. 药物治疗　以口服为主，因用药种类多而复杂，故服药时须有人在旁陪伴，帮助病人将药全部服下，以免遗漏或错服。吞咽困难者不易吞服药片，需碾碎后溶于水中服用。昏迷和不能吞咽者可鼻饲药物。

2. 病人拒用　病人往往不承认自己有病，或因幻觉、多疑，认为给的是毒药，所以常会拒绝服药，需要耐心解释。

3. 密切观察药物不良反应　对伴有抑郁症、幻觉和自杀倾向的病人，要妥善保管药品，以免发生意外。

（三）心理护理

为病人营造一个和睦、舒适和清洁的居家环境，使其保持愉快的心境。护理人员及照料者对老年人要宽容大度、态度温和、关心体贴，要有足够的耐心。多鼓励，多安慰，不要过多指责或摒弃老年人，尊重老年人的生活习惯，维护老年人的自尊心。病人可能做出令人尴尬的事情，只要不危及他人和社会，就不要刻意纠正或训斥，最好的方法是转移他的注意力。鼓励老年人多参加社会活动，鼓励轻症病人做力所能及的体力活动和运动，有利于稳定老年人情绪及智能锻炼。

（四）记忆障碍护理

1. 帮助老年人准备一个备忘录　随时把有关的事情记下来，如电话号码、人名、地名、需办的事情等。老年人因易忘事而反复提问时，应耐心倾听并解答其疑问。

2. 与病人交谈　痴呆老年人虽早期就有近记忆力丧失，但远期记忆仍保持良好，因此常会沉浸在往事的回忆中，此时应尽量配合老年人的思维，与老年人谈论他所感兴趣的往事，以保持病人良好的心情。

3. 记忆能力训练　如让老年人看电视新闻，然后提问新闻的大致内容，鼓励老年人回答。但当病人记忆障碍受损较严重时，也不要强求必须回答出来，以免造成病人内心的挫折感，引起焦虑、紧张等不良情绪。

【出院指导】

1. 积极预防基础病　积极预治高血压、高脂血症、糖尿病、脑卒中等基础疾病，去除肥胖、吸烟等危险因素。

2. 坚持有规律的生活　按时作息，保证足够的睡眠。饮食宜清淡，营养均衡。多食富含维生素、膳食纤维的食品，少吃动物脂肪，饮食要低盐、低糖，控制铝的摄入，戒烟、忌酒。

3. 勤用脑，多思考，多与他人交流，保持乐观的情绪　脑力活动应多样化，如读书、看报、下棋、听音乐，适当进行体育锻炼，增强体质。有利于降脂、减肥和降血压，可促进血液循环，保持大脑良好的血液供给，以延缓脑功能减退。

4. 遵医嘱用药　注意用药安全及药物不良反应。

第二节　帕金森病

【案例】

张某，女性，77岁。10年前开始出现手部轻微颤抖，情绪紧张时表现明显。1年后双下肢行走酸软、无力。3年前震颤明显加重，四肢肌肉僵硬，活动不灵，起步困难、呈慌张步态。近年来，坐起或站立需人扶持,行走需人搀扶且右脚无力抬起,左右摇晃。吃饭时勺碗碰撞,且经常哽噎、呛咳、泪流满面。喉中痰鸣,肌肉强直。护理评估:表情淡漠,精神抑郁,语言含糊不清。生命征正常。以"帕金森病"收入住院。

问题探讨:

1. 何谓帕金森病? 其临床特点是什么?

2. 病人目前存在哪些主要护理问题?

3. 根据以上病例资料,运用护理程序,为该老年人制订护理计划。

帕金森病(parkinson disease,PD)又称震颤麻痹,是由于黑质多巴胺(DA)能神经元变性缺失引起的以锥体外系为特征的老年性神经系统退行性疾病。主要表现为运动迟缓、静止性震颤、肌强直、姿势步态异常。多见于中老年人,男性略多于女性。

【病因与发病机制】

本病病因迄今未明,发病机制复杂,可能与下列因素有关。

1. 年龄老化 帕金森病主要发生于中老年人,40岁以前发病少见,提示老龄与发病有关。研究发现,自30岁以后,随着年龄的增长,黑质多巴胺能神经元、酪氨酸氧化酶和多巴脱羧酶活力,纹状体多巴胺递质水平逐渐减少。然而,患此病的老年人仅占少数,说明生理性多巴胺能神经元退变不足以致病,年龄老化只是本病发病的促发因素。

2. 环境因素 流行病学调查结果显示,帕金森病的患病率存在地区差异,认为长期接触某些除草剂、杀虫剂或某些工业化学物质,可导致多巴胺能神经元死亡。

3. 遗传因素 本病发病有家族聚集倾向,约有10%病人有家族史。呈不完全外显的常染色体显性遗传或隐性遗传。

【临床表现】

帕金森病多在50岁以后发病,起病隐匿,进展缓慢,进行性加重。

(一) 临床特点

1. 静止性震颤 常为PD首发症状,安静或休息时出现或明显,随意运动时减轻或停止,紧张或情绪激动时加重,睡眠时消失。常自一侧上肢远端(手指)开始,数年后波及同侧下肢、对侧上肢及下肢。当伴有旋转的成分参与时,可出现拇指、示指"搓丸样"动作。严重者头部、下颌、口唇、舌等也可出现震颤。令病人活动一侧肢体如握拳或松拳,可引起对侧肢体出现震颤,该试验有助于发现早期轻微震颤。

2. 肌强直 是PD的主要症状之一,也从一侧开始,逐渐发展到对侧和全身。是由于屈肌、伸肌肌张力均增高所致。如果在被动运动关节中时始终保持增高的阻力,称为"铅管样强直";若同时伴有震颤,肢体被动运动时可感到有节律的断续停顿,似转动齿轮,称为"齿轮样强直"。

3. 运动迟缓 表现为随意动作减少,包括始动困难和运动迟缓。因肌张力增高、姿势反射障碍出现一系列特征性运动障碍症状,如起床、翻身、步行和变换方向时运动迟缓;面部表情肌活动减少,常双眼注视、瞬目减少、呈"面具脸";难以完成精细动作,如扣纽扣、系鞋带等困难,书写时字越写越小,称为"写字过小征"。

4. 姿势和步态异常 四肢、躯干和颈部肌强直呈特殊屈曲体姿,头部前倾,躯干俯屈,上肢肘关节屈曲,腕关节伸直,前臂内收,指间关节伸直,拇指对掌,下肢髋关节与膝关节均略呈弯曲。早期下肢拖曳,逐渐变为小步态,起步困难,起步后前冲,越走越快,难以及时停步或转弯,称为

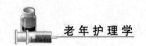

"慌张步态"。

（二）伴随症状

常伴有自主神经功能紊乱,表现流涎、多汗、体位性低血压、尿频、顽固性便秘等,严重者吞咽困难。晚期部分病人可有抑郁、幻觉、痴呆表现。

（三）并发症

随病情发展可发生肺部感染、骨折、压疮;吞咽障碍易引起营养不良、水电解质紊乱,甚至窒息等。

（四）心理状况

帕金森病病人既有老年病所共有的心理特征,如性情固执、适应力差、不易合作、自尊心强等,又因肌张力增高导致日常生活能力下降,往往产生自卑、自怨、忧郁心理,不愿与人交往,拒绝社交活动。随病情加重出现焦虑、烦躁、害怕跌倒,甚至产生恐惧心理。

【辅助检查】

1. 脑脊液、尿液检查 多巴胺代谢产物高香草酸水平降低。

2. 功能影像学检测 正电子发射断层扫描(PET)或单光子发射计算机断层成像(SPECT)进行脑功能显像检测,在疾病早期可显示纹状体 DA 转运载体(DAT)功能显著降低、DA 递质合成减少,DA 受体活性早期超敏,后期低敏。对帕金森病早期诊断、鉴别诊断及检测病情进展有一定价值。

3. 颅脑 CT、MRI 除脑沟增宽、脑室扩大外,无特征性改变。

【治疗原则】

PD 无法治愈,目前仍以药物治疗为主,辅以理疗、康复训练等,以改善症状,维持日常生活能力。

（一）药物治疗

药物治疗是首选且是主要的治疗手段,目的是减轻症状、延缓进展、提高生存质量,但不能改变病程。应坚持"剂量滴定""细水长流,不求全效"的用药原则。常用的药物如下。

1. 复方左旋多巴制剂 可提高黑质—纹状体内的 DA 水平,是目前治疗 PD 最有效的药物(金标准),主要有多巴丝肼、卡巴多巴,一般于餐前 1 小时或餐后 2 小时服药。常见的不良反应有恶心、呕吐、低血压、失眠及幻觉、妄想等精神症状,精神病病人禁用。

2. 抗胆碱能药物 对震颤、肌强直有一定作用。常用的有苯海索(安坦)等,有口干、便秘、尿潴留、瞳孔扩大、视力模糊等不良反应,青光眼及前列腺肥大者禁用。

3. 多巴胺受体激动药 能直接启动纹状体,产生与 DA 相同的作用,改善震颤症状尤好。常用溴隐亭、培高利特等,可单用或与复方左旋多巴制剂合用。可出现恶心、呕吐、头晕、幻觉、体位性低血压、嗜睡等,精神病病人禁用。

4. 单胺氧化酶抑制剂 能减少多巴胺降解,增加脑内多巴胺含量,常用丙炔苯丙胺(司来吉米),可出现恶心、心律失常、精神症状等,胃溃疡病人慎用。

（二）外科治疗

苍白球或丘脑底核毁损或切除术对运动迟缓和震颤有效,也可采用脑深部电刺激,可改善症状。适用于对药物治疗无效或不能耐受药物,年龄较轻者。术后仍需服药。

（三）康复训练

对病人进行语言、进食、运动能力等训练。

【护理诊断】

1. 躯体移动障碍 与震颤、肌强直有关。

2. 自理缺陷 与震颤、肌强直、运动减少有关。

3. 自尊紊乱 与流涎、震颤、肌强直、生活能力下降有关。

4. 营养失调：低于机体需要量 与吞咽障碍、震颤导致能量消耗过多有关。

5. 有窒息的危险 与吞咽障碍有关。

6. 自我形象紊乱 与流涎、震颤、面肌僵硬有关。

【护理措施】

（一）一般护理

1. 日常生活指导与帮助 生活能力尚好时应鼓励老年人做自己力所能及的事情，一旦运动功能明显障碍，走路时可持拐杖助行，以保证安全。若老年人如厕下蹲及起立困难时，可置高凳坐位排便。穿脱衣服、扣纽扣、系腰带鞋带困难者，均需给予帮助。

2. 饮食护理 给予高热量、高维生素、低盐、低脂、适量优质蛋白饮食。以植物油为主，少进动物脂肪。服用多巴胺治疗者宜限制蛋白质摄入量，因蛋白质消化过程中产生大量中性氨基酸，与左旋多巴竞争入脑，降低左旋多巴疗效。蛋白质摄入量限制在每日每千克体重 0.8 g 以下，每日总量 40～50 g。多吃新鲜蔬菜和水果，病人出汗多，应补充足够水分。禁烟酒及刺激性食品，如咖啡、辣椒、芥末、咖喱等。食物制备应细软、易消化，便于咀嚼和吞咽，按半流质或软食供给，少量多餐，进食或饮水时保持坐位或半卧位。对于进食困难、饮水呛咳者要及时给予鼻饲。

（二）康复训练

疾病早期尽量参与各种形式的活动，如散步、打太极拳等，主动进行肢体功能锻炼，四肢各关节做最大范围的屈伸、旋转等活动，以防肢体挛缩、关节僵直。鼓励病人进行面肌训练，如鼓腮、蹙额皱眉、吹哨子、伸舌、示齿等训练，以改善面部表情和吞咽困难现象，协调发音。疾病晚期为老年人作被动肢体活动和肌肉、关节的按摩，以促进肢体的血液循环。

（三）用药护理

指导病人正确服药，仔细观察震颤、肌强直的改善情况，观察起坐、姿势步态、语速、精细动作完成情况等，以确定疗效。若出现严重不良反应及时报告医师，以便及时处理，调整治疗方案。

（四）心理护理

因疾病导致迟钝笨拙、流涎、语言断续、面部表情僵硬，甚至丧失劳动能力、生活自理能力等，产生不良心理情绪，如自卑、忧郁，甚至于恐惧、绝望。护理人员应鼓励病人及家属表达并注意倾听他们的心声，鼓励他们正确面对疾病，耐心解释疾病相关知识，积极配合治疗。帮助病人寻找有兴趣的活动，鼓励自己安排娱乐活动，培养生活乐趣。

【出院指导】

1. 生活指导 生活规律，避免情绪紧张、激动；合理饮食，保证足够营养；加强口腔护理，保持皮肤清洁卫生，对卧床不起病人要协助翻身，注意保暖，以避免感染、压疮等并发症发生。

2. 康复指导 指导病人进行康复训练的方法，坚持适度锻炼，并持之以恒，同时可配合理疗、

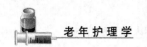

针灸等,防止强直与僵硬。

3. 用药指导　按医嘱用药,注意观察疗效与不良反应,服用左旋多巴制剂时定时测血压。并解释药物治疗可使多数病人的症状得到缓解,但不能改变病程,且需要长期或终身服药治疗。

4. 安全指导　防止伤害事故发生。外出时要有人陪伴,出现智能障碍者应随身携带写有姓名、住址和联系电话的卡片,以防走失。

第三节　骨质疏松症

【案例】

王某,女性,75岁。最近出现腰背酸痛,疼痛沿脊柱向两侧扩散,仰卧或坐位时疼痛减轻,直立后伸或久立、久坐时疼痛加剧,日间疼痛轻,夜间和清晨醒来时加重,弯腰、肌肉运动、咳嗽、大便用力时加重。家人陪伴到医院检查,双能X线骨密度仪(DXA)测量结果:腰椎2-4骨矿物密度(BMD)为0.80 g/cm²,T评分-3.8分;右股骨颈BMD为0.76 g/cm²,T评分为-1.8分;右全髋BMD为0.78 g/cm²,T评分为-2.2分。

问题探讨:

1. 病人目前可能的诊断是什么?

2. 应对病人如何实施护理和进行健康教育?

骨质疏松症(osteoporosis,OP)是一种以骨量低下,骨微结构破坏,导致骨脆性增加,易发生骨折为特征的全身性骨病。2001年美国国立卫生研究院(NIH)提出骨质疏松是以骨强度下降、骨折风险性增加为特征的骨骼系统疾病。骨强度反映了骨骼的两个主要方面,即骨矿密度和骨质量。该病可发生于不同性别和任何年龄,老年人发病率高,男性60岁以上为10%,65岁以上为21%,女性60岁以上为40%,65岁以上为66%。

骨质疏松症的严重后果是发生骨质疏松性骨折(脆性骨折),这是由于骨强度下降,在受到轻微创伤或日常活动中即可发生的骨折,骨质疏松性骨折大大增加了老年人的病残率和病死率。

【病因与发病机制】

老年性骨质疏松症病因还不十分明确,一般认为发病与遗传、激素、营养、生活方式和环境等因素有关。

1. 遗传因素　多种基因(如维生素D受体、雌激素受体的基因)的表达水平和基因多态性可影响骨代谢。另外,基质胶原和其他结构成分的遗传差异与骨质疏松性骨折的发生也有关。

2. 性激素　性激素在骨生成和维持骨量方面起重要作用。老年人随着年龄的增长,性激素分泌减少,功能减退,骨的形成减慢,吸收加快,导致骨量下降。

3. 甲状旁腺素(PTH)和细胞因子　PTH作用于成骨细胞,通过其分泌的细胞因子促进破骨细胞的作用。随着年龄的增加,血中PTH逐年增高,骨髓细胞的护骨素(OPG)表达能力下降,导致骨质丢失加速。

4. 营养成分　钙是骨物中最主要的成分,维生素D有促进骨细胞的活性作用,钙、磷比例会影响钙的吸收。这些物质缺乏都可使骨的形成减少。

5. 生活方式　体力活动是刺激骨形成的基本方式。故长期卧床及活动过少易发生骨质疏松。另外,吸烟、高蛋白、高盐饮食、大量饮用咖啡、光照减少,均是骨质疏松易发因素。

骨质疏松症分为原发性、继发性和特发性三大类。老年性骨质疏松症、绝经后骨质疏松症等属于原发性骨质疏松症,甲亢性骨质疏松症、糖尿病性骨质疏松症等属于继发性骨质疏松症。遗传性骨质疏松症属于特发性骨质疏松症。

【临床表现】

疼痛、脊柱变形和发生脆性骨折是骨质疏松症最典型的临床表现。

（一）临床症状

1. 疼痛　病人可有腰背酸痛或周身酸痛,以腰背痛最常见,占疼痛病人的70%~80%。疼痛沿脊柱向两侧扩散,仰卧或坐位时疼痛减轻,直立后伸或久立、久坐时疼痛加剧;日间疼痛轻,夜间和清晨醒来时加重;弯腰、肌肉运动、咳嗽、大便用力时加重。严重时翻身、起坐及行走有困难。

2. 胸闷、气短、呼吸困难　胸椎、腰椎压缩性骨折,脊椎后弯,胸廓畸形,可使肺活量和最大换气量显著减小。老年人多数有不同程度肺气肿,肺功能随增龄而下降,若再加上骨质疏松所致胸廓畸形,病人往往可出现胸闷、气短、呼吸困难等症状。

（二）体征

1. 脊柱变形　随着年龄增长,骨质疏松加重,脊柱前倾,背屈加剧形成驼背。如果发生椎体压缩性骨折,会导致胸廓畸形,腹部受压,影响心肺功能等。

2. 身长缩短　正常人有24节椎体,每一椎体高度约2 cm,老年人骨质疏松时椎体压缩,每个椎体缩短2 mm左右,外加驼背导致膝关节挛缩,老年人身长平均缩短3~6 cm。

（三）并发症

骨折是老年骨质疏松症最常见和最严重的并发症。轻度外伤或日常活动后发生骨折为脆性骨折。发生脆性骨折的常见部位为胸椎、腰椎、髋部、桡骨、尺骨远端和肱骨近端。其他部位也可发生骨折。发生过一次脆性骨折后,再次发生骨折的风险明显增加。

（四）心理状况

由于身体外形的改变和机体的不舒适,老年人的心理负担逐渐加重,严重挫伤老年人的自尊心,进而不愿意进入社交场所,社会交往逐渐减少;因身体的不适,拒绝锻炼,也不利于身体功能的改善。

【辅助检查】

（一）骨密度测定

测定骨矿密度(BMD)简称骨密度,是目前诊断骨质疏松,预测骨质疏松性骨折风险,监测自然病程以及评价药物干预疗效的最佳定量指标。双能X线吸收法(DXA)是目前国际学术界公认的骨密度检查方法,其测定值作为骨质疏松症症诊断的"金标准"。现在也通常用T – Score(T值)表示,即T值≥ – 1.0为正常,T值≤ – 2.5可诊断为骨质疏松症。

（二）X线摄片

X线摄片可观察骨组织的形态结构,是对骨质疏松所致各种骨折进行定性和定位诊断的一种较好的方法,也是一种将骨质疏松与其他疾病进行鉴别的方法。用X线摄片法诊断骨质疏松的敏感性和准确性较低,只有当骨量下降30%才可以在X线摄片中显现出来,故对早期诊断的意义不大。

（三）定量超声测定

定量超声测定(QUS)对骨质疏松的诊断也有参考价值,目前尚无统一的诊断标准。

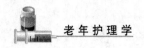

【治疗原则】

（一）一般治疗

1. 调整生活方式　食用富含钙、低盐和适量蛋白质的均衡膳食。注意适当户外活动,有助于骨健康的体育锻炼和康复治疗。避免嗜烟、酗酒和慎用影响骨代谢的药物等。采取防止跌倒的各种措施:如注意是否有增加跌倒危险的疾病和药物,加强自身和环境的保护措施(包括各种关节保护器)等。

2. 骨健康基本补充剂

（1）钙剂　我国营养学会制定成人每日钙摄入推荐量 800 mg(元素钙量)是获得理想骨峰值,维护骨骼健康的适宜剂量,如果饮食中钙供给不足可选用钙剂补充,绝经后妇女和老年人每日钙摄入推荐量为 1 000 mg。

（2）维生素 D　有利于钙在胃肠道的吸收。成年人推荐剂量为 200 IU/d(5 μg/d),老年人因缺乏日照以及摄入和吸收障碍常有维生素 D 缺乏,故推荐剂量为 400 ~ 800 IU/d(10 ~ 20 μg/d)。

（二）药物治疗

采用药物治疗的适应证:已有骨质疏松症(T ≤ - 2.5)或已发生过脆性骨折,或已有骨量减少。

1. 抗骨吸收药物　双膦酸盐类药物能有效抑制破骨细胞活性、降低骨转换;降钙素类能抑制破骨细胞的生物活性和减少破骨细胞的数量;选择性雌激素受体调节剂(SERMs)、雌激素类。

2. 其他药物　活性维生素 D、中药、植物雌激素。

（三）并发症治疗

老年性骨质疏松症病人发生骨折,按外科骨折治疗。

【护理诊断】

1. 疼痛　与骨质疏松、骨折、肌肉痉挛有关。

2. 营养失调:低于机体需要量　与钙摄入不足、激素水平改变、不良饮食习惯等有关。

3. 活动障碍　与骨痛、骨折引起的躯体活动受限有关。

4. 潜在并发症:骨折　与骨质疏松有关。

5. 知识缺乏:缺乏骨质疏松症的预防知识。

6. 自尊受影响　与骨质疏松引起的身长缩短或驼背有关。

【护理措施】

（一）一般护理

1. 休息与活动　每日进行适当的运动可以增加和保持骨量。根据老年人的身体状况,制订不同的活动计划;对因疼痛而活动受限的老年人,可每日进行关节的活动,维持关节功能位,进行肌肉的收缩,保持肌肉张力;对因骨折有固定或牵引的老年人,也应每小时活动可运动的关节和肢体数次,如甩动臂膀、转动脚趾、屈伸肢体等。

2. 饮食与营养　鼓励老年人多食富有钙质的食物,如牛奶、海带、紫菜、豆类等。与骨营养有关的每日营养素的供应量为:蛋白质 60 ~ 70 g,胆固醇 < 300 mg,蔬菜 350 ~ 500 g,维生素 A 800 μg,维生素 D 10 μg(400 U),维生素 C 60 mg,钙 800 mg(钙与磷的比例为 1:1.5),食盐 < 5 g,铁 12 mg,锌 15 mg。

（二）用药护理

对于用雌激素代替疗法治疗骨质疏松症的老年人,需详细了解妇科肿瘤、心血管疾病家族史,使用前进行全面妇科检查,包括乳腺检查,并检查肝功能,排除雌激素替代疗法的禁忌证。治疗过程中每半年或1年进行一次妇科检查,观察子宫内膜的增殖情况,并指导观察阴道有无出血。

（三）对症护理

骨质疏松引起疼痛的原因主要与腰背部肌肉紧张及椎体压缩性骨折有关,故通过卧床休息,使腰部软组织和脊柱肌群得到松弛可显著减轻疼痛。休息时应卧于加垫的木板或硬板床上,仰卧时头不可过高,在腰下垫一薄枕。必要时可使用背架、紧身衣等限制脊柱的活动度,也可以通过洗热水浴、按摩、擦背以促进肌肉放松。同时,音乐疗法、放松疗法对缓解疼痛也非常有效。对疼痛严重的老年人,可遵医嘱使用止痛剂、肌肉松弛剂等药物,骨折病人应通过牵引或其他方法缓解疼痛。

（四）环境安全

老年人因生理性变化,视力、听力减退,平衡功能差,自我保护应变能力减弱,加上骨脆性增加,常易造成跌倒而骨折。因此,应该为老年人提供安全的环境,如移开行走路径的障碍物,采用防滑地板,避免地面潮湿;房间光线充足;卫生间、楼道安装扶手;指导老年人选择柔软防滑的平底鞋;日常生活用品放在方便易取放的地方。

（五）心理护理

与老年人倾心交谈,鼓励其表达内心的感受和需要,尽量满足老年人的合理要求。有针对性地帮助老年人调节自我,适应形象的改变,指导老年人穿宽大衣服以掩盖躯体的改变。帮助老年人寻找实现自我价值的途径,增强自信心。

【出院指导】

骨质疏松症目前没有特效的治疗方法,最好办法就是加强预防。防治骨质疏松症的三要素是营养、运动、防跌倒。

1. 相关知识指导　提供有关老年性骨质疏松症的书籍、图片和影像资料,帮助老年人了解疾病的知识和预防方法。

2. 生活方式指导　鼓励老年人坚持每周3～4次锻炼,每次至少30分钟,注意防跌倒,避免用力过度,也可借用辅助工具完成运动;鼓励老年人多食用含钙和维生素D丰富的食物,如牛奶、鱼类、海产品、深绿色蔬菜、核桃、花生、大豆制品等,注意烹饪方法,促进钙的溶解,有利于钙的吸收;控制食盐的量。

3. 指导老年人正确服用钙剂　选用可咀嚼的钙剂,以促进吸收。常用的钙剂可分为无机钙和有机钙两类。无机钙(氯化钙、碳酸钙等)含钙高,作用快,但对胃肠道刺激大;有机钙(葡萄糖酸钙、乳酸钙、活性钙等)含钙低,吸收较好,刺激性较小。每日的钙剂总量最好分次服用,且饭后1小时或睡前服用最佳。钙剂与维生素D同时服用,可促进钙的吸收。老年人在选用时应咨询医师。

【护考链接】

1. 老年痴呆的分类及临床常见的类型。

2. AD的早期突出表现。

3. 帕金森病的首发症状。

4. 老年人骨质疏松症补钙的注意事项。

【课后练习】

1. 老年痴呆最常见的临床类型是(　　)
　　A. 阿尔茨海默病　　　　B. 血管性痴呆　　　　C. 混合性痴呆
　　D. 中毒性痴呆　　　　　E. 代谢障碍性痴呆

2. 老年性痴呆早期最突出的临床表现是(　　)
　　A. 远期记忆力减退　　　B. 近期记忆力减退　　C. 睡眠障碍
　　D. 定向障碍　　　　　　E. 人格障碍

3. 帕金森病首发症状是(　　)
　　A. 震颤　　　B. 肌强直　　　C. 动作迟缓　　　D. 吞咽困难　　　E. 慌张步态

4. 老年人哪项描述不是骨质疏松症的临床表现(　　)
　　A. 早期无明显表现　　　B. 疼痛是最常见的症状　　C. 主要以四肢疼痛为多见
　　D. 随着病情的发展,可出现身材变矮和驼背　　　E. 最常见的并发症是骨折

5. 病人,女性,75 岁,近期智力明显减退,神经系统检查无异常。你认为最可能的是(　　)
　　A. 高血压脑病　　　　　B. 脑梗死　　　　　C. 老年精神障碍性疾病
　　D. 老年痴呆　　　　　　E. 正常老化现象

6. 病人,女性,57 岁。2 年前右手指活动时出现震颤,睡眠后消失,近半年来震颤波及四肢、面部肌肉僵硬,步行呈"慌张步态",运动迟缓。目前不应有的护理问题是(　　)
　　A. 有受伤的危险　　　　B. 自我形象紊乱　　　C. 自尊紊乱
　　D. 营养失调:低于机体需要量　　　　E. 自理缺陷

　　(7~8 题共用题干)

　　病人,男性,68 岁。双上肢震颤、活动不利 1 年。既往体健,无慢性疾病史,头颅 MRI 无异常发现,查体:面部表情呆滞,四肢肌张力增高,齿轮样。入院诊断为"帕金森病"。

7. PD 最可能的发病机制是(　　)
　　A. 纹状体内多巴胺受体功能增强　　　B. 纹状体内 γ-氨基丁酸含量增加
　　C. 纹状体内多巴胺含量减少　　　　　D. 纹状体内乙酰胆碱含量增加
　　E. 纹状体内乙酰胆碱受体功能减低

8. 首选治疗药物是(　　)
　　A. 溴隐亭　　B. 左旋多巴　　C. 苯妥英钠　　D. 地西泮　　E. 多巴胺

　　(9~10 题共用题干)

　　王某,女性,75 岁。最近出现腰背酸痛,疼痛沿脊柱向两侧扩散。家人陪伴到医院检查,以老年性骨质疏松症收治入院。

9. 为老年人准备床单位正确的是(　　)
　　A. 弹簧床　　　　　　　B. 软垫床　　　　　C. 麻醉床
　　D. 硬板床加薄垫　　　　E. 钢丝床加厚垫

10. 指导该病人饮食和治疗不正确的是(　　)
　　A. 多喝牛奶　　　　　　B. 多食深绿色蔬菜　　C. 在饭后服用钙剂
　　D. 多卧床少活动　　　　E. 控制食盐的使用

(唐庆蓉　杨玉琴)

98

第七章　老年人家庭护理

⊙学习目标
　　识记:老年人的家庭护理内容及意义;老年人的家庭护理意义。
　　理解:老年人家庭护理的注意事项。
　　运用:能根据不同的家庭服务对象,提供个性化的家庭护理以促进康复、提高生活质量。

　　老年人的家庭护理是指以家庭为服务对象,以家庭护理理论为指导,针对老年人的生理、心理特点及患病特点,运用护理程序,由护理人员与家庭共同参与,在老年人的家里对老年人提供预防性照顾与护理,以促进康复和提高生活质量。老年人的家庭护理是社区护理的一部分,在欧美等发达国家已较为成熟,我国的家庭护理起步较晚,正处在发展和完善之中。

第一节　概　　述

　　老年人常患多种慢性病,这些慢性病多数不可能完全痊愈,所以只有在急性发作期应短期住院,在疾病相对稳定期主要在家中疗养,这些病人在出院后仍需经常服用各种药物,定期检查随访;另外,有些病人年老体衰,记忆力减退,生活自理能力减弱,需要在家里接受健康服务和需要家人的照顾,家庭护理就应运而生。大力开展老年人的家庭护理工作,在老年人的居所实施健康护理和服务,是我国社区老年保健的主要形式和有效手段。

一、老年人家庭护理的服务对象
　　基本同社区老年保健的服务对象,另应特别关注的是下列情况。
　　1. 无需住院治疗的各种慢性病病人　如高血压、糖尿病、慢性肾功能不全的病人。
　　2. 自理能力缺陷或丧失的老年人　如老年痴呆、精神分裂症病情较稳定的病人。
　　3. 出院后恢复期仍需治疗和康复的老年病人　如各种急性病、创伤、大手术后病情稳定的病人。
　　4. 疾病晚期需要支持治疗和减轻痛苦的老年病人　如癌症晚期病人。
　　5. 其他　如残疾、行动不便、孤寡、空巢老年人等。

二、老年人家庭护理的提供者
　　家庭护理的提供者主要是护理人员。但在服务过程中,还包括医师、康复师、社会工作者及志愿者等。工作过程中虽然主体是护理人员,但需要相关医务人员密切配合,强调团队合作意识。

三、老年人家庭护理的目的
　　老年人家庭护理的目的是满足老年病人的健康需求,促进康复,维持最佳的功能状态和舒适

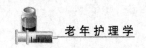

感受,提高生活质量,促进家庭及社会的和谐、稳定。

四、老年人家庭护理的意义

(一)减少医院的住院率

老年病人的疾病稳定期在家中休养,按医嘱服用各种药物,定期到医院接受检查和治疗,降低医院慢性病病人的住院率,从而减轻医院的负担,节约卫生资源,为更需要住院治疗的病人提供空间和时间,提高了卫生资源的利用率。

(二)符合家庭养老的传统观念

孝敬老人是我国的传统美德。老年人在家中接受治疗和护理,由医务人员把治疗和护理服务送上门,既可避免老年病人往返医院的不便,又能增加子女下班后照顾老年人的机会,同时医务人员在上门服务之时,可以传授健康知识和简单的护理技术,对提高全民的健康意识也具有很大的帮助。

(三)满足老年人的心理需要,增加老年人的舒适度

老年人吃、住都在家中,环境熟悉,比较自由安全,休息不受他人干扰,在治疗疾病的同时,能享受家庭的温暖和子女的照顾。

(四)减轻老年病人的经济负担

老年病人在家中接受进一步治疗,可以减少住院而产生的费用,也就减轻了经济负担和压力。

(五)促进护理学的发展

老年家庭护理工作的开展,促进护理工作走出医院,迈向社区,进入家庭,从而充分发挥护理工作在卫生保健中的重要作用,符合新的医学模式的要求。在老年人的家庭护理中,护理工作者不仅对老年病人进行生理和心理护理,还能对健康老年人及家庭成员进行健康教育、心理支持,从而提高整个家庭的健康水平,促进社区保健工作的顺利发展,也为护理学的发展开辟了一片新天地。

第二节 老年人家庭护理的内容和形式

一、老年人家庭护理的内容

老年人的家庭护理主要是为老年人提供适时的预防性照顾与健康教育,促进康复、预防疾病复发,防止各种并发症的发生;促进老年人的身心健康,提高老年人晚年生活质量。老年人的家庭护理内容很广泛,着重从 3 个方面来了解。

(一)家庭护理的一般内容

1. 膳食营养 膳食要求平衡,保证足够的蛋白质、低脂肪、低糖、低盐、高维生素和富含膳食纤维的食物。选择食物的原则是种类多样、营养丰富、易于消化。适当增加进餐次数,少食多餐,以适应老年人肝糖原储备减少,消化吸收能力降低的情况。戒烟、少量饮酒、适量饮茶。

2. 运动和休息

(1)运动 适量运动可以促进机体生理、心理及社会各方面的健康发展,坚持运动是健康长寿的关键。在家庭护理中,指导老年人合适的运动,选择适当的运动项目,如散步、慢跑、打太极

拳、跳舞等。注意监护运动量,防止发生意外。对肢体功能受限的老年人要鼓励尽量多活动,以保持活动能力,促进功能的恢复。一般每日运动 1 ~ 2 次,每次半小时左右,以傍晚时间锻炼最佳,饭后休息 1 小时左右开始运动。

(2)休息　休息是指一段时间内相对地减少活动,使身体各部分放松,处于良好的心理状态的过程。在家庭护理中,帮助老年人有效地休息,就是保持老年人有充足的睡眠、心理放松、生理舒适。老年人的睡眠时间一般比青壮年少,每日 6 小时左右。老年人要特别注意预防在改变体位时导致的体位性低血压或跌倒等意外发生。

3. 居家环境和安全维护　老年人的居家环境要求整洁、安静、舒适、安全。最好选择朝南的房间,冬季室内有阳光照射,夏季通风、凉爽。室温一般以 18 ~ 22℃为宜,相对湿度在 50% ~ 60% 为宜,空气流通、光线柔和。家中物品放置合理,地板能防滑,以免老年人跌倒、摔伤。老年人常用物品和药品应放在容易取到的地点。注意煤气和电的正确使用,安装烟雾报警器,防止意外发生。同时协同其他部门,保证老年人居家周围的交通安全设施的完善。

4. 药品保管与合理用药　详见第四章老年人安全用药与护理。

5. 指导简单的护理操作　指导照料者或老年人本人学会简单的护理操作,以便及时掌握病情。常用的家庭护理操作项目有测量生命征、口腔护理、预防压疮护理、冷热疗法、辅助更换体位、叩背排痰、中医按摩等。

(二)不同健康状况老年人的护理

1. 健康和基本健康的老年人　以保健为主,提高生活质量。

2. 功能受限的老年人　以护理照顾为主,给予康复治疗、功能锻炼等服务。

3. 患病老年人　对病情严重者应做好院前急救和转诊服务;对病情稳定的老年人进行家庭治疗护理,以尽快恢复健康。

4. 临终老年人　减轻痛苦,提高生活质量,帮助老年人能够无痛苦、安宁、舒适地走完人生的最后旅程。

(三)长期卧床病人的家庭护理

对因各种原因导致的长期卧床的老年人的家庭护理重点在于预防长期卧床可能引起的并发症。

1. 压疮　压疮是长期卧床病人最常见的并发症。预防压疮的主要措施是定时变换体位、保持皮肤清洁干燥、增强全身营养。

2. 肌肉萎缩　老年人长期卧床,活动减少,肌肉运动力变小,耐力减退,很快会发生萎缩。预防肌肉萎缩的措施有帮助进行治疗性运动,自我活动训练,轮椅上主动运动,下床站立或行走等。

3. 关节痉挛　老年人卧床不动半日,关节痉挛情形就会开始;若连续 2 ~ 3 周卧床不动,痉挛就会加重,必须借助关节运动才能纠正;若 2 ~ 3 个月卧床不动,则仅能通过外科手术才能解决痉挛问题。预防痉挛的原则是每日至少将所有关节运动 1 ~ 2 遍。由护理人员、照顾者帮助或病人本人自己完成。

4. 便秘　老年人因感觉减退、活动减少、肌肉收缩力减弱等原因,极其容易出现便秘的问题。预防和处理便秘的方法有合理膳食、适当运动、保护排便时隐私、按摩腹部及药物通便等。

5. 泌尿道感染　长期卧床老年人因在床上排尿不畅、饮水过少或有留置尿管等情况都可能引起泌尿道感染。预防泌尿道感染的措施有鼓励老年人多饮水、早期下床活动、注意个人卫生、

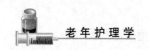

定期尿液检查、早期发现感染现象给予治疗。

6. 坠积性肺炎 卧床时,深呼吸和咳嗽反射动作减少,会使肺部分泌物不易排出而积存在肺部,造成细菌感染。预防肺炎的措施有鼓励或帮助老年人经常在床上变换体位或翻身,鼓励做深呼吸和咳嗽,多饮水以稀释分泌物。

7. 心理障碍 由于慢性病缠身,长期卧床,给家庭成员带来不少麻烦,老年人常易出现焦虑、内疚、自责的心理,甚至消极悲观、自暴自弃,可出现绝望厌世心理。有时表现为抑郁少言,有时表现为暴躁、怒气冲冲,遇到一些琐碎小事就大发雷霆。对于这种心理变化,家属应给予谅解,要热情关心,耐心引导,帮助病人树立战胜顽疾的信心,主动配合治疗。

二、老年人家庭护理的服务形式

（一）家庭病床护理

家庭病床护理就是社区护理人员根据诊疗护理计划定期上门为住在家的病人提供连续性、综合性的专业健康照护服务,是目前社区服务中心普遍开展的家庭护理服务形式。

1. 家庭病床护理服务的内容

（1）为病人提供护理知识和技术咨询指导。

（2）针对不同病情采取相应的护理措施和实施治疗方案,对病人家属进行护理操作技术培训,使之协助做好护理工作。

（3）注重病人的心理护理和健康教育。

2. 家庭病床的要求 家庭病床要注意保持清洁卫生,每日要定时打扫、整理,使病室有一个整洁舒适的环境。要定时打开窗户,保持室内空气流通,冬季也应每日通风 3 次,每次 10～15 分钟。病房内要严禁吸烟。病室最好不要紧挨厨房,如邻近厨房最好能设法隔离,并安装脱油排气机,以免厨房空气污染影响病室。对心肺疾病病人,有条件的最好在病室内安置阴离子（负离子）发生器,保持室内空气清新,振奋精神,有利于病体康复。

（二）临时出诊家庭护理

临时出诊家庭护理是社区护理人员应病人需求提供的临时而急需的上门护理服务。

三、老年人家庭护理的注意事项

（一）护理在家庭中处于不同地位的老年人

1. 处于支配地位的老年人 这类老年人较受子女的尊重,患病后常能得到及时、周到的照顾。但这类老年人可能较固执,易与家属产生矛盾,在护理中要注意调整老年人的心态,帮助他意识到患病的事实,进而服从医务人员的医疗和护理,满足于家属的照顾。

2. 处于被支配地位的老年人 这类老年人往往缺乏自信心,较自卑,患病后家属不一定能及时送治。护理人员要注意督促老年人及家属及时治疗,按时用药。并注意加强营养和个人卫生。

3. 被忽视或受虐的老年人 有些老年人可能会被家属忽视、歧视,甚至虐待。在家庭护理评估时,如果发现忽视老年人的情况,护理人员应与家属联系,告知老年人患病情况及说明家属照顾老年人的重要性,从正面给予教育和引导。对有歧视甚至虐待老年人的情况,护理人员应与所在社区有关部门联系,为老年人争取合法权益,通过批评教育和帮助引导家属,使家人能改变对老年人的态度,让老年人能得到及时的治疗和护理,安度晚年。

（二）护理生活在不同家庭类型的老年人

1. 独居老年人 是指离婚、鳏寡的老年人、分居或未婚的老年人独自居住。对独居老年人,护理人员应注意全面评估家庭环境,及时发现并消除安全隐患。对生活不能自理的患病老年人,应与其子女、亲属或社区有关部门联系,落实生活照顾的措施。对行动不便的独居老年人,要让老年人掌握紧急呼救的方法,如打电话,报警器、呼叫机的使用等。

2. 空巢家庭　是指子女离家工作或成家仅有老年夫妇一起生活的家庭。对空巢家庭,护理人员应指导老年人掌握正确的家庭护理方法,告知老年人要注意保存自己的体力,适当休息和摄取营养。鼓励老年人相互照顾,同时多与子女联系,获得更多的关心和照顾。

3. 重组家庭　是指一方或双方离婚或鳏寡老年人重新组合,与前次婚姻的子女共同生活的家庭。这类家庭可能矛盾较多,护理人员应重点鼓励老年人相互照顾,引导子女孝敬和照顾老年人,尽量不要卷入家庭矛盾。

4. 联合家庭　是指至少2对或2对以上同代或不同代的夫妇及其未婚或已婚的子女组成的家庭。在这种家庭中,老年人较容易得到生活上的照顾及情感上的支持。护理人员要充分运用家庭内的资源,与家人一起制订家庭护理计划,指导其家人为老年人安排舒适、安静的休养环境,配合护理人员做好家庭护理。

【护考链接】

1. 老年人家庭护理的注意事项。

2. 老年人长期卧床后易引发的并发症。

【课后练习】

1. 下列哪项不是老年人家庭护理的服务对象(　　　)

    A. 高血压病人　　　　　B. 糖尿病病人　　　　　　　C. 术前病人

    D. 癌症晚期病人　　　　E. 老年痴呆病人

2. 除哪项外均是对受虐的老年人的护理措施(　　　)

    A. 为老年人争取合法权益　　　　　　B. 通过批评教育和帮助引导家属善待老年人

    C. 让老年人能得到及时的治疗和护理　　D. 与所在社区有关部门联系

    E. 由社会福利部门接管老年人

3. 老年人最适宜的居室温度应为(　　　)

    A. 18～22℃　　　B. 22～23℃　　　C. 22～24℃　　　D. 24～26℃　　　E. 26～28℃

4. 对于临终老年人的护理措施应(　　　)

    A. 强化治疗　　　　　B. 减轻痛苦,提高生活质量　　　C. 鼓励老年人战胜疾病

    D. 延长寿命　　　　　E. 增加检查

5. 为了预防老年人长期卧床而导致肌肉萎缩应(　　　)

    A. 保持皮肤清洁干燥　　B. 帮助进行治疗性运动　　　C. 增强全身营养

    D. 合理膳食　　　　　　E. 鼓励老年人多饮水

(唐庆蓉)

第八章　老年人临终关怀与护理

○学习目标

识记:临终、临终关怀、临终护理的概念;临终老年人的心理、生理变化及护理要点。

理解:临终关怀的意义;临终病人家属关怀的内容。

运用:能根据临终老年人的情绪与行为,判断其心理反应分期,并提供有效的护理措施。

【案例】

章某,女性,卵巢癌晚期病人。住院后已无法手术,只能进行化疗保守治疗。护理人员在为其进行护理的过程中常会遭受到章女士的无端抱怨,并经常看到章女士对家属送来的饭菜不满意,发脾气。

问题探讨:

作为一名护理人员,你该如何帮助章女士?

第一节　概　　述

人的出生是生命的第一站,给人生带来生机与活力,临终则是生命的最后阶段,是构成完整生命过程不可避免的重要组成部分。帮助老年人正确认识死亡,减轻老年病人临终前的痛苦,使其平静、舒适、无痛苦、安宁地走完人生旅程,这是护理人员的职责,这就是临终关怀。临终关怀是近代医学领域中新兴的一门边缘性交叉学科,是社会的需求和人类文明发展的标志。

一、临终关怀的概念

（一）临终

凡是由于各种疾病或损伤而造成人体主要器官功能趋于衰竭,经积极治疗后仍无生存希望,各种迹象显示生命活动即将终止前的一段时间,称为濒死或临终(termination)。临终是一个过程,是一个阶段,故又称临终阶段。

临终的判定标准:自然衰老、各主要器官衰竭、生活不能自理者、各种意外伤害、生命垂危无抢救意义者、无治疗意义的晚期癌症病人、慢性疾病末期、存活3~6个月内者。

各国学者对临终的时限有不同的见解。在美国,无治疗意义、估计只能存活6个月以内者,被认为是临终。日本以病人只有2~6个月的存活时间为临终阶段。英国将预计能存活1年以内的病人称为临终病人。我国对"临终"未有具体时限规定,一般认为,病人在经过积极治疗后仍无生存希望,处于疾病末期,死亡在短时间内(2~3个月)不可避免会发生的病人,为临终病人。

（二）临终关怀

临终关怀（hospice care）一词源于中世纪，又称善终服务、安宁照顾、终末护理、安息护理等。

临终关怀是指由社会各界（护理人员、医师、社会工作者、志愿者、政府、慈善团体人士等）组成团队，向临终病人及其家属提供一种包括生理、心理、社会等多方面在内的一种全面性支持和照料。其目的在于提高临终病人的生命质量，使临终病人能够无痛苦、舒适地走完人生最后旅途，并使其家属的身心健康得到维护和增强。

临终关怀目标是提高病人的生命质量，通过消除或减轻病痛和其他生理症状，排解心理问题和精神烦恐，令病人内心宁静地面对死亡。临终关怀的宗旨是减少临终病人的痛苦，增加病人的舒适程度，提高病人的生命质量，维护临终病人的尊严，使病人能无痛苦、舒适地走完人生的最后旅途，同时希望给予病人家属精神上的支持，给予他们承受所有事实的力量，进而坦然接受一切即将面对的问题。

临终关怀是一门探讨临终病人生理、心理特征和为临终病人及家属提供全面照料的以实践规律为研究内容的新兴学科。根据研究范围和内容，临终关怀学可分为临终医学、临终护理学、临终心理学、临终关怀伦理学、临终关怀社会学、临终关怀管理学等分支学科。

二、临终关怀的理念和内容

临终关怀不追求猛烈的、可能给病人增添痛苦的或无意义的治疗，但要求医务人员以熟练的业务和良好的服务来控制病人的症状。

（一）临终关怀的理念

1. 以照料为中心　对临终病人来讲，治愈希望已变得十分渺茫，而最需要的是身体舒适、控制疼痛、生活护理和心理支持。因此，目标已由治疗为主转为对症处理和护理照顾为主。

2. 维护人的尊严　病人尽管处于临终阶段，但个人尊严不应该因生命活力降低而递减，个人权利也不可因身体衰竭而被剥夺，只要未进入昏迷阶段，仍具有思想和感情，医护人员应维护和支持其个人权利。如保留个人隐私和自己的生活方式，参与医疗护理方案的制订，选择死亡方式等。

3. 提高临终生活质量　临终关怀认为临终也是生活，是一种特殊类型的生活，所以正确认识和尊重病人最后生活的价值，提高其生活质量是对临终病人最有效的服务。

4. 共同面对死亡　有生便有死，死亡和出生一样是客观世界的自然规律，是不可违背的，是每个人都要经历的事实，正是因为死亡才使生显得更有意义。死赋予生以意义，死是一个人的最终决断，所以我们要珍惜生命、珍惜时间，要迎接挑战、勇敢面对。因此，只有医护人员首先建立正确的生死观，才能坦然地指导病人面对死亡、接受死亡，珍惜即将结束的生命的价值；同时应和临终病人一起共同面对死亡，将他们的经历视为自己的体验，要有恰当的移情，站在他们的角度去思考和处理一些事情。

（二）临终关怀的内容

1. 身体关怀　透过医护人员及家属的照顾减轻病痛，再配合天然健康饮食提升身体能量。

2. 心理关怀　透过理念来建立减轻恐惧、不安、焦虑、埋怨、牵挂等心理，令其安心、宽心、放心。

3. 精神关怀　回顾人生找寻生命意义或透过宗教学说及方式建立生命价值观等。

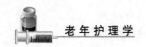

三、临终关怀的意义及组织形式

（一）临终关怀的意义

1. 临终关怀符合人类追求高生命质量的客观要求 随着人类社会文明的进步,人们对生命的生存质量和死亡质量提出了更高的要求。这种要求可通过临终关怀,让病人在死亡时获得安宁、平静、舒适而得以满足。

2. 临终关怀是社会文明的标志 每一个人都希望生的顺利,死的安详。临终关怀正是为让病人有尊严、舒适地走完人生旅程而开展的一项社会公共事业。从优生到优死的发展是人类文明的重要标志。

3. 临终关怀体现了医护职业道德的崇高 医护职业道德的核心内容就是尊重病人的价值,包括生命价值和人格尊严。临终关怀则通过对病人实施整体护理,用科学的心理关怀方法、精湛的临床护理手段,以及姑息、支持疗法最大限度地帮助病人减轻躯体和精神上的痛苦,提高生命质量,平静地走完生命的最后阶段。医护人员作为具体实施者,充分体现了以提高生命价值和生命质量为服务宗旨的高尚医护职业道德。临终关怀,作为一种新的医疗服务项目,是对现代医疗服务体系的补充。

4. 临终关怀能减轻病人家属的压力 亲人的即将离去,对家属来说是一种巨大的精神压力。临终关怀可以帮助家属逐渐接受亲人即将死亡的现实,顺利渡过悲伤过程,让家属在病人死亡后没有留下任何遗憾和阴影,获得情感支持,保持身心健康。

（二）临终关怀的组织形式

临终关怀即不促进也不延迟病人死亡。其主要任务包括对症治疗、家庭护理、缓解症状、控制疼痛、减轻或消除病人的心理负担和消极情绪。所以,临终关怀常由医师、护理人员、社会工作者、家属、志愿者以及营养学和心理学工作者等多方面人员共同参与。

1. 临终关怀医院 是一种专门机构,具有医疗、护理设备、娱乐设施、家庭化的病房设置,配备一定专业人员,为临终病人提供临终服务。

2. 综合医院内附设临终关怀病房 利用医院内现有物质资源,提供临终病人医疗、护理、生活照料。

3. 综合医院里散在各科专用病床 利用病房的条件,为临终病人提供单人间或双人间病房。

4. 居家照料式 以病人在家里的卧室为临终护理病房,医护人员根据临终病人的病情,每日或每周数次探视,提供临终照料。具体内容包括给临终病人提供药物治疗和心理治疗,给病人及家属全面的身心照顾与支持,使病人留在自己家中,在感受着亲人的关心和体贴中安宁、舒适地离开人世。

5. 临终关怀俱乐部 临终关怀俱乐部是具有临终关怀性质的群众性自发组织,参与者主要是临终病人、家属和志愿者。可在俱乐部内不定期举办关于临终关怀的报告会、座谈会,使临终老年人树立正确的生死观。促进临终病人互相关怀、互相帮助,愉快地渡过生命的最后历程。

四、临终关怀的发展

（一）国外临终关怀的发展

临终关怀（hospice）运动始于英国的圣克里斯多费医院。50 年代,英国护士桑德斯（Cicely Saunders）在她长期从事的晚期肿瘤医院中,目睹垂危病人的痛苦,决心改变这一状况。1976 年她创办了世界著名的临终关怀机构——圣克里斯多福临终关怀院（ST. Christophers Hospice）,使垂危病人在人生旅途的最后一段过程得到需要的满足和舒适的照顾,这座临终关怀院被誉为"点燃了临终关怀运动灯塔"的临终关怀机构。此后,世界上许多国家和地区开展了临终关怀服务实践和理论研究;70年代后期,临终关怀传入美国,80年代后期被引入我国。

日本的临终关怀:①临终病人能正确理解死亡。②临终关怀病房(PCU)建在大楼1层,布置合理,方便病人生活和行为,且每个房间都与花园相通,在病床上病人隔窗望去是美丽的花园,便于病人每日都可以去接触大自然,使病人心情舒畅,减轻病痛,提高生活质量。③PCU不为病人做一般性的治疗,如补充液体等。主要是控制症状,做好心理、精神、生活护理,减轻疼痛,提高生活质量,不延长生命。

(二) 我国临终关怀的发展

我国临终关怀开展始于1988年天津临终关怀研究中心的建立,并正式译Hospice为"临终关怀"。天津医学院临终关怀研究中心的建立,标志着中国已跻身于世界临终关怀研究与实践的行列。而后,上海、北京、西安、成都、广州等城市也相继建立了临终关怀医院、病区或护理院。至今,我国临终关怀事业的发展在短短十几年取得了显著的进展。

自天津医学院临终关怀研究中心成立以来,中国临终关怀事业的发展大体经历了3个阶段,即理念引进研究起步阶段、宣传普及和专业培训阶段以及学术研究和临床实践全面发展阶段。

我国香港地区的临终关怀服务始于1982年,由九龙圣母医院率先成立"关怀小组",为晚期癌症病人及家属提供善终服务。1987年香港善终服务会创立,积极推行善终服务活动。目前,香港地区的善终服务模式已趋多样化,如独立的善终院舍、善终服务单位、居家善终服务等。

我国台湾地区的临终关怀是以实践起步。台湾首先建立了临终关怀病房、临终关怀服务单位,随后成立台湾安宁照顾协会,推动了台湾地区临终关怀服务的发展。

第二节 临 终 护 理

临终护理(terminal care)是对处于临终阶段的病人所实施的护理,包括对临终病人的护理和对其家属的关怀。临终护理的目的是为临终病人提供精心照料,尽最大努力减轻病人痛苦,缓和面对死亡的恐惧与不安,提高生命质量,维护病人尊严,帮其安宁、舒适、平静地渡过人生的最后阶段。

一、临终老年人的心理变化及护理

(一) 临终老年人的心理变化

美籍精神病学家库布勒·罗斯(Dr. Kubler·Ross)博士于1969年所著的《On Death and Dying》一书中将临终病人的心理变化归纳为5个阶段。

1. 否认期(denial) 病人得知自己患不治之症时表现出震惊,其第一个反应就是否认,"不可能""他们一定是搞错了",否认病情恶化的事实,希望出现奇迹。不承认自己患了绝症,认为这可能是医师的误诊。他们常常怀着侥幸心理到处求医以希望推翻诊断。这是一种暂时性自我保护反应,是病人所采取的一种心理防卫机制,旨在获取较多的时间调整自己去面对死亡。此期是病人得知自己即将死亡的第一反应,这种心理应激的适应时间长短因人而异。

2. 愤怒期(anger) 当临终病人对自己病情的否定无法保持下去,疾病被证实时,出现的心理反应是气愤、暴怒及嫉妒。进入愤怒期的病人,常表现出生气、愤怒、怨恨的情绪,"为什么是我? 这太不公平了",并且常迁怒于家属及医务人员;责怪命运不公平,怨天尤人,无缘无故摔打

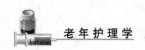

东西,抱怨家属照顾不够,对医护人员的治疗和护理百般挑剔,甚至无端指责或辱骂别人,以发泄苦闷与无奈。

3. 协议期(bargaining) 愤怒的心理渐渐消失后,病人开始接受已患绝症的现实,但是希望能发生奇迹。病人为了尽量延长生命,希望有好的治疗方法,并会做出许多承诺作为延长生命的交换条件。此阶段,病人对生存抱有希望,也肯努力配合治疗及护理。协议阶段的心理反应,实际上是一种延缓死亡的祈求,是人的生命本能和生存欲望的体现,是一种自然的心理发展过程。

4. 抑郁期(depression) 经历了前3个阶段之后,临终病人的身体更加虚弱,病情更加恶化,这时他们的气愤或暴怒,都会被一种巨大的失落感所取代。此期,病人表现为悲伤、低落、退缩、沉默、抑郁和绝望,他们希望与亲朋好友见面,希望亲人时刻陪伴在身旁。同时表现出对周围事物的淡漠,语言减少,反应迟钝,对任何东西均不感兴趣,可能会出现轻生自杀的念头。这种抑郁心理表现,对于实现在安详和宁静中死亡较为有益,因为只有经历过内心剧痛和抑郁的人,才能达到"接纳"死亡的境界。

5. 接受期(acceptance) 经历前面几个阶段后,病人会感到自己已经竭尽全力,没有什么遗憾和痛苦了,于是开始接受即将面临死亡的事实。表现出平静、坦然,不再抱怨命运,喜欢独处,睡眠时间增加。

以上临终病人的心理反应过程的5个阶段并非完全按顺序发生和发展,不同的病人的经历有着较大的个体差异性。有的阶段可以提前或推后,或者可能会停留在某个阶段,甚至可能重合,各阶段的持续时间长短也不同。因此,在实际工作中,护理人员应根据个体的实际情况进行具体的分析与处理。

(二)临终老年人的心理护理

1. 一般心理护理 给予老年人心理支持和精神慰藉。

(1)触摸 触摸是大部分临终病人愿意接受的一种方法。护理人员在护理过程中,针对不同情况,可以轻轻抚摸临终老年人的手、胳膊、额头、胸部、腹部、背部,抚摸时动作要轻柔,手部的温度要适宜。通过对老年人的触摸能获得他们的信赖,减轻其孤独和恐惧感,使他们有安全感和亲切温暖感。

(2)耐心倾听和诚恳交谈 认真、仔细地听老年人诉说,使其感到支持和理解。对虚弱而无力进行语言交流的老年人通过表情、眼神、手势表达理解和爱,并以熟练的护理技术操作取得老年人的信赖和配合。通过交谈,及时了解老年人真实的想法和临终前的心愿,尽量照顾老年人的自尊心、尊重他们的权利,满足他们的各种需求,减轻他们的焦虑、抑郁和恐惧,使其没有遗憾地离开人世。

(3)允许家属陪护老年人和参与临终护理 家属都是老年人的亲人,也是老年人的精神支柱。临终老年人最难割舍与家属的亲情,最难忍受离开亲人的孤独。因此允许家属陪护和参与临终护理是老年人和家属最需要的。这是一种有效的心理支持和感情交流,可使老年人获得慰藉,减轻孤独感,增强安全感,有利于稳定情绪。老年人也容易接受、依赖自己亲人的照顾。

(4)帮助老年人保持社会联系 鼓励老年人的亲朋好友、单位同事等社会成员多探视老年人,不要将他们隔离开来,以体现老年人的生存价值,减少孤独和悲哀。

(5)适时有度地宣传优死意义 尊重老年人的民族习惯和宗教信仰,根据老年人不同的职业、心理反应、性格、社会文化背景,在适当时机、谨言慎语地与老年人、家属共同探讨生与死的意义,有针对性地进行精神安慰和心理疏导,帮助老年人正确认识生命和对待疾病,从对死亡的恐惧与不安中解脱出来,以平静的心情面对即将到来的死亡。

(6) 重视与弥留之际老年人的心灵沟通　美国学者卡顿堡顿对临终老年人精神生活的研究结果表明,接近死亡的人,其精神和智力状态并不都是混乱的,49%老年人直到死亡前一直是很清醒的,22%有一定意识,20%处于清醒与混乱之间,仅3%一直处于混乱状态。因此不断对临终或昏迷老年人讲话是很重要而有意义的,护理人员应对老年人表达积极、明确、温馨的尊重和关怀,直到他们离去。

2. 根据临终病人的心理变化特点进行护理　见表8-1。

表8-1　临终病人心理变化特点及护理

分期	特点	护理
否认期	拒绝相信事实,四处求医,希望是误诊。这是一种防卫机制,它可减少不良信息对病人的刺激	语言上不要急于揭穿其否认疾病的状况,行为上不要强化其否认,应坦诚、温和地回答病人对病情的询问
愤怒期	已知病情和预后,出现怨恨、嫉妒、无助、痛苦等,因一些小事向其他人发怒,甚至出现过激行为	正确对待病人的发怒行为,善于谅解、宽容、安抚、疏导病人,让其倾诉内心的忧虑和恐惧,注意预防意外事件的发生,切不可以"愤怒"回击"愤怒"
协议期	承认和接受疾病的事实,想尽办法请求医护人员治疗疾病,希望奇迹出现	尽量满足病人的要求,积极完成各项治疗和护理工作,保存病人的希望,使病人能更好地配合治疗,以减轻痛苦,控制症状
抑郁期	认识到治疗无望,出现消极、抑郁、沮丧的情绪,悲哀、沉默、寡言、压抑	提供机会让病人表达悲伤,耐心倾听,用非语言交流,鼓励家属多陪伴,用音乐或其他娱乐分散病人注意力,注意观察有无轻生的举动
接受期	已准备好接纳将到来的死亡,对周围的人、事物兴趣下降,为后事作安排	尊重病人的信仰,创造安静、舒适、祥和的环境和气氛,尽可能帮助病人完成未了的心愿

二、临终老年人的生理变化及护理

(一) 生理变化

1. 疼痛　疼痛是临终病人备受折磨的最严重的症状,尤其是晚期癌症病人。在生命的最后时期,超过一半的人会有新的疼痛产生。

2. 呼吸困难　痰液堵塞、呼吸困难是临终病人的常见症状。

3. 肌肉张力丧失　表现为大小便失禁、吞咽困难、无法维持良好舒适的功能体位、肢体软弱无力、不能进行自主躯体运动。面部呈希式面容(面肌消瘦、呈铅笔灰色、下颌下垂、嘴微张、眼眶凹陷、双眼半睁、目光呆滞)。

4. 循环功能减退　表现为皮肤苍白、湿冷、大量出汗、体表发凉、四肢发绀、瘀点。脉搏弱而快、不规则或测不出,血压降低或测不出,出现心律失常。

5. 胃肠蠕动减弱　表现为恶心、呕吐、食欲缺乏、腹胀、便秘或腹泻、口干、脱水、体重减轻。

6. 感觉知觉改变　表现为视觉模糊、眼睑干燥、分泌物增多,发展到最后只有光感,甚至视力

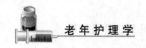

完全消失。听觉是人体最后消失的感觉。

7. 意识改变　有的病人死前会出现谵妄等神志变化,需考虑癌症脑转移、代谢性脑病变、电解质紊乱、营养异常或败血症等因素。症状在下午或晚上会更严重。

（二）护理

1. 做好临终老年人的生活护理,增进病人舒适

（1）为病人创造温暖、安静、舒适、整洁的环境,同时注意室内的绿化和美化。

（2）加强基础护理,做好病人的清洁卫生,帮助病人做好口腔、头发、皮肤、大小便护理,定时翻身预防压疮,保持床单位清洁、干燥,及时清除呕吐物和排泄物。

（3）给予良好的饮食护理,了解病人的饮食习惯,尽量满足病人的饮食要求,注意食物的色、香、味,少量多餐,尽量创造条件增进食欲。病人不能由口进食时用管饲法喂食或完全胃肠外营养。

2. 缓解临终老年人的躯体症状

（1）改善病人呼吸功能　应及时吸出痰液和口腔分泌液。当呼吸表浅、急促、困难或有潮式呼吸时,立即给予吸氧,病情允许时可适当取半卧位或抬高头与肩。病人出现痰鸣音即所谓的"濒死喉声",可使用湿冷的气雾进行雾化,促使分泌物变稀,易于咳出。床旁备好吸引器。

（2）控制或减轻疼痛　①观察疼痛的性质、部位、程度及持续时间。②控制疼痛应及时、有效,正确使用"三阶梯法"。止痛药应规律、足量应用。除了药物止痛,还可采用其他方法缓解疼痛,如松弛术、催眠术、针灸疗法、神经外科手术疗法等。此外,如果疼痛难以控制,没有食欲,不要勉强病人进食,以免增加病人的负担与痛苦。③护理人员应同情、安慰、鼓励病人,多与病人交谈沟通,稳定病人情绪,分散病人注意力以减轻疼痛。

第三节　临终病人家属关怀

临终病人的家属面对被疾病折磨的亲人和即将失去亲人的现实,身心疲惫,既痛苦又辛苦,他们也需要护理人员的安抚与关怀。因此,临终病人家属关怀也是临终关怀的重要组成部分,护理人员应特别注意评估家属的护理需要,帮助家属,同时有利于建立良好的护患关系。

一、临终病人家属护理需求

1. 希望医务人员更多关爱病人,保证得到最舒适、最好的照护。
2. 感觉恐惧、绝望、悲哀,希望获得支持和适当宣泄。
3. 获得充足的、真实的信息。
4. 环境舒适。
5. 希望能陪伴并能对病人有所帮助。
6. 了解经济费用,希望将有限的费用投入到提高病人生命质量上。
7. 尊重家属意愿,协助解决善后。

二、护理干预

1. 加强信息沟通,主动关心家属,给予其心理支持　聆听家属的叙述,主动关心家属当前的身体状况,对家属的心理反应表示理解、同情并提供方便和帮助;主动与家属加强沟通,适时对家属进行死亡教育,帮助家属正确面对和接受病人临近死亡的现实,使家属有接受最坏消息的心理准备。

2. 指导家属从身心两方面照顾病人　及时交代病情、治疗进展,鼓励家属共同商讨、制订和

选择符合法律的最佳抢救方案;指导家属掌握一些基础的护理知识和技能,使家属尽可能在自己亲人死前充分尽义务,从而得到心理慰藉。

3. 给予家属精神和心理上的关心与支持 护理人员在同情与理解家属的基础上,鼓励家属述说内心的痛苦和想法;尽量满足家属的合理要求;随时提醒其情绪对病人的影响,指导控制情绪的方法。

4. 尊重病人及家属意愿 对弥留之际的病人,允许家属在病床旁给予病人爱的抚摸及表示,或让家属在探视时亲切地呼唤或在病人耳旁间断播放家人录音或病人喜欢的音乐。

5. 协助家属做好善后处理 在病人死亡后,护理人员应以严肃、诚挚的态度劝解家属,告诉他们已尽心尽力,劝慰他们正视现实。在尸体料理方面,应征求家属的意见,尽量按照家属的合理意愿去进行,并留出适当时间让他们与亲人待一会,给予支持、理解和同情,必要时提供适当的场所让他们发泄悲痛。

6. 帮助家属顺利渡过居丧期 死亡是病人痛苦的结束,也是家属悲痛的高峰。护理人员做好家属居丧期的护理,能降低家属身心疾病的发病率。有条件的话,与家属保持持续联系,了解他们的状况,帮助他们疏导悲痛,尽快从悲痛中解脱出来,重建生活的信心。

【护考链接】

1. 临终关怀的理念。

2. 临终老年人心理发展过程及护理。

【课后练习】

1. 临终病人最早出现的心理反应期是(　　　)

　　A. 否认期　　　　B. 愤怒期　　　　C. 协议期　　　　D. 抑郁期　　　　E. 接受期

2. 病人,王某。肝癌晚期,治疗效果不佳,肝区剧烈疼痛、腹水、呼吸困难,病人感到痛苦、悲哀,有轻生念头,此病人心理反应属于(　　　)

　　A. 否认期　　　　B. 愤怒期　　　　C. 协议期　　　　D. 抑郁期　　　　E. 接受期

　　(3~5题共用题干)

吴某,男性。肝癌晚期,有大量腹水,经常出现阵发性剧烈疼痛,病人近日来对其家属说:"让我快点死吧,我不想再活下去了。"尤其在疼痛发作时求死欲望强烈,情绪烦躁,在疼痛缓解时拒绝与他人交流。

3. 病人目前心理反应期属于(　　　)

　　A. 否认期　　　　B. 愤怒期　　　　C. 协议期　　　　D. 抑郁期　　　　E. 接受期

4. 对于病人而言,以下哪项为解除疼痛的最佳措施(　　　)

　　A. 告诉病人疼痛是难免的　　　　B. 慎用哌替啶或吗啡,以免药物成瘾

　　C. 口服止痛药物　　　　D. 应用吗啡类药物止痛

　　E. 疼痛发作时密切观察血压变化

5. 以下除哪项外,均是护理人员为病人提供的有效护理措施(　　　)

　　A. 鼓励病人树立战胜疾病的信心　　　　B. 让病人听自己喜爱的音乐,分散对疼痛的注意力

　　C. 帮助病人采取舒适卧位　　　　D. 鼓励家属陪伴

　　E. 做好晚间护理,帮助病人入睡

(唐庆蓉)

第九章 实 训 指 导

实训一 老年人躯体健康的评估

【实训目的】

1. 学会正确按照老年人躯体健康一般状态评估表收集护理病史(除外8、9、10项)。

2. 通过与老年人交流沟通,能够及时发现影响躯体健康的各种不利因素,并提供解决措施。

3. 在实训中,能关心、爱护、尊重和理解老年人。

【实训地点】

社区服务站、养老院、老年公寓或居民家庭。

【实训内容与方法】

1. 先由带教老师进行示范,对某位老年人的躯体健康一般状态进行评估(除外8、9、10项),指出老年人在躯体健康状况方面存在的问题,并加以指导。

2. 分组进行,每组以5~6人为宜。分别对老年人进行评估,并认真填写表格。

3. 在教室或实验室进行分组讨论,组间交流、互评,老师给予适当的指导及评价。

4. 每组制订一份护理计划或健康教育计划。

【实训总结与评价】

实训结束时,老师对学生在实训过程中的态度以及掌握评估的内容、方法和技巧、制订的个案护理计划进行总结和评价。也可请被评估对象参与评价。肯定成绩,找出不足,予以指导(表9-1)。

表9-1 老年人躯体健康一般状态评估表

1. 一般状况	姓名　　　　性别　　　　年龄　　　　伴侣(有、无、逝世)文化程度
	身高　　　cm　　　体重　　　kg
	家庭联系电话:　　　入院时间:　　　年　　　月　　　日
2. 生活自理能力评估	饮食:早餐　　　两,中餐　　　两,晚餐　　　两,进食自理、半自理、护理
	大便:　　　次/日,粪质(正常、稀、便秘、失禁);大便(能自理、护理
	小便:　　　次/日,夜尿　　　次,小便(自理、失禁、尿潴留、插尿管)
	穿衣:自理、护理
	5. 修饰:自理、护理
	沐浴:　　　次/周,自理,护理
	压疮:无,有(位置_____,分度_____,翻身(自理、护理)

3. 活动运动 评估	可以活动 完全不能活动(原因:瘫痪、骨折、恶病质、其他:_____) 活动情况:①床上活动;②室内活动;③轮椅活动;④园内活动;⑤到处活动 活动方式:①被动运动;②散步;③跳舞;④太极拳;⑤健身操;⑥下棋;⑦打球;⑧器械运动;⑨其他运动:_____ 活动时间 分/次; 次/周
4. 睡眠评估	睡眠 小时/日,睡眠质量(卧床_____小时睡着,睡眠中醒来_____次 早上____点起床;多梦;午觉睡眠____小时,白天其他时间也睡一会儿;用药物辅助睡眠)
5. 健康意识	吸烟:无、有_____支/日 饮酒:无、有_____两/日 看电视健康栏目:经常、偶尔,基本不看 看健康杂志:经常、偶尔,基本不看
6. 疾病评估	身体基本健康 曾经有的医疗诊断: 循环系统疾病:原发性高血压、冠心病、心瓣膜病、心律失常、心力衰竭 呼吸系统疾病:上呼吸道感染、慢性支气管炎、肺气肿、肺结核、肺部感染、支气管哮喘、呼吸衰竭 消化系统疾病:慢性胃炎、消化性溃疡、肝硬化、肝炎、胰腺炎、胆囊炎、胆结石、胃癌、肝癌 糖尿病、甲状腺功能亢进症、脑卒中、慢性肾炎、尿路感染、慢性肾衰竭 骨折、风湿性疾病、痛风、关节痛、老年性痴呆、白内障、耳聋 其他①_____;②_____
7. 家族疾病	无 有(高血压、糖尿病、冠心病、精神病、传染病、肿瘤、其他_____
8. 心理状态 观察	平和 欣快、易激动、焦虑 恐惧、孤独、沮丧、抱怨、悲哀、痴呆
9. 社交能力	单独居住,多人居住 与同住朋友关系(很好、一般、有点矛盾)有朋友_____个 希望与更多人交往,不愿与人交往
10. 住院顾虑	无 有(经济原因,自理能力,家庭关系问题、想家,其他_____) 目前每月住院费月_____元(自己出_____元,家庭支持_____元,社会支持_____元)
11. 营养观察	良好、中等、肥胖、消瘦、恶病质
12. 五官功能	正常;视力下降、失明(左、右);失聪(左、右);失语 义齿:无、有_____颗义齿,全部义齿
13. 用药	无;有(药名:①_____②_____③_____)自己服药;护理人员喂药
14. 其他	

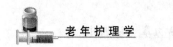

实训二　老年人生活质量的全面评估

【实训目的】

1. 学会正确评估老年人的日常生活能力和生活质量。

2. 通过与老年人交流沟通,能够及时发现影响老年人生活质量的各种不利因素,并提供解决措施。

3. 学会正确使用生活质量评定表,并针对性地进行健康指导。

4. 在实训中,能关心、爱护、尊重和理解老年人。

5. 与老年人建立长期的联系,为经常提供支援性服务打下良好的基础。

【实训地点】

社区服务站、养老院、老年公寓或居民家庭。

【实训内容与方法】

1. 评估内容参见附录量表十三。

2. 先由带教老师进行示范,对某位老年人的日常生活进行评估,指出老年人在生理、心理、社会和环境适应方面存在的问题,并加以指导。

3. 分组进行,每组以 5~6 人为宜。分别对老年人进行评估,并认真填写表格。

4. 在教室或实验室进行分组讨论,组间交流、互评,老师给予适当的指导及评价。

5. 每组制订一份护理计划或健康教育计划。

【实训总结与评价】

实训结束时,老师对学生在实训过程中的态度以及掌握评估的内容、方法、技巧和制订的个案护理计划进行总结和评价。也可请被评估对象参与评价。肯定成绩,找出不足,予以指导。

实训三　老年人安全用药与护理

【实训目的】

1. 能结合老年人的具体病情,为老年人提供安全用药护理和指导。

2. 能在为老年人提供安全用药护理时,理解老年人用药的注意事项,保证病人安全、舒适,积极配合治疗护理。

3. 通过与老年病人及家属有效沟通,能够及时发现老年人用药过程中的问题,并应用多种适合老年病人的健康教育方式提供示教和指导,防止药物不良反应和中毒。

4. 在实训中,能关爱、同情、尊重和理解老年人及家属等相关人员;与医师、护理人员等相关人员团结合作。

5. 与老年人建立固定的联系,为经常提供支援性服务打下良好的基础。

【实训地点】

三级医院老年科病房、社区卫生服务中心(站)、养老院、老年公寓或居民家庭。

【实训内容与方法】

1. 老年人安全用药与护理实训教学安排 1 次,为 3 课时,在三级医院老年科病房进行实训,内容为老年安全用药护理和健康宣教。

2. 学生及带教老师分组,每组以5～6人为宜。

3. 进入实训现场前在带教老师指导下,每组选择一项老年人安全用药护理的注意事项,制订小组实训方案,讨论通过后执行。

4. 在带教老师指导下对老年人安全用药进行指导、护理和健康宣教。

5. 实训后在教室或实训现场进行分组讨论,完成一份完整的小组实训过程资料。

【实训总结与评价】

实训结束后,进行老师指导及评价、组间互评,对学生在实训过程中的态度以及实训能力进行总结和评价,选择优秀方案进行展示。

实训四　老年人常见疾病病人的护理

【实训目的】

1. 能对老年人常见疾病病人进行系统全面评估,通过其健康资料整理分析发现护理问题。

2. 能为老年人常见疾病发作或加重病人提供优质整体护理,保证病人安全、舒适,积极配合治疗护理。

3. 通过与老年人常见疾病缓解期和康复病人及家属有效沟通,能够及时发现老年人常见疾病病人的致病因素和诱因,并应用多种适合老年病人的健康教育方式提供示教和指导,防止疾病发作、加重或复发。

4. 在实训中,能关心、爱护、尊重和理解老年人及家属等相关人员;与医师、护理人员等相关人员团结合作。

5. 与老年人建立长期的联系,为经常提供支援性服务打下良好的基础。

【实训地点】

三级医院老年科病房、社区卫生服务中心(站)、养老院、老年公寓或居民家庭。

【实训内容与方法】

1. 老年人常见疾病实训教学安排2次,各3课时,一次在三级医院老年科病房,实训内容为老年人常见疾病发作和加重期的整体护理;一次在社区,实训内容为老年人常见疾病缓解期和康复期的健康宣教和指导。

2. 学生及带教老师(医院或社区)分组,每组以5～6人为宜。

3. 进入实训现场前在带教老师指导下,每组选择一个病例,制订小组实训方案,讨论通过后执行。

4. 在带教老师指导下对病人进行评估、护理和健康宣教。

5. 实训后在教室或实训现场进行分组讨论,完成一份完整的小组实训过程资料。

【实训总结与评价】

实训结束后,进行老师指导及评价、组间互评,对学生在实训过程中的态度以及实训能力进行总结和评价,选择优秀方案进行展示。

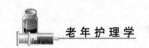

实训五 老年人特有疾病病人的护理

【实训目的】

1. 能对老年性痴呆、帕金森病等老年人特有疾病病人进行系统全面评估,通过其健康资料整理分析发现护理问题。

2. 能为老年性痴呆、帕金森病等老年人特有疾病病人提供优质整体护理,保证病人安全、舒适,积极配合治疗护理。

3. 通过与病人及家属有效沟通,能够及时发现老年病人病情加重及并发症的发生,并应用多种适合老年病人的健康教育方式提供示教和指导,以改善症状,提高老年人生活质量。

4. 在实训中,能关心、爱护、尊重和理解老年人及家属等相关人员;与医师、护理人员等相关人员团结合作。

5. 与老年人建立长期的联系,为经常提供支援性服务打下良好的基础。

【实训地点】

三级医院老年科病房、社区卫生服务中心(站)、养老院、老年公寓或居民家庭。

【实训内容与方法】

1. 老年性痴呆、帕金森病等老年特有疾病实训教学安排2次,各3课时,一次在三级医院老年科病房,实训内容为老年常见病发作和加重期的整体护理;一次在社区,实训内容为老年人特有疾病病人健康宣教和指导。

2. 学生及带教老师(医院或社区)分组,每组以5~6人为宜。

3. 进入实训现场前在带教老师指导下,每组选择一个病例,制订小组实训方案,讨论通过后执行。

4. 在带教老师指导下对病人进行评估、护理和健康宣教。

5. 实训后在教室或实训现场进行分组讨论,完成一份完整的小组实训过程资料。

【实训总结与评价】

实训结束后,进行老师指导及评价、组间互评,对学生在实训过程中的态度以及实训能力进行总结和评价,选择优秀方案进行展示。

附录　常用评估量表

量表一　日常生活功能指数评估量表

生活能力	项目	分值
进食	进食自理无需帮助	2
	需帮助备餐,能自己进食	1
	进食经静脉营养,需要帮助	0
更衣	完全独立完成	2
	仅需要帮助系鞋带	1
	取衣、穿衣需要协助	0
沐浴	独立完成	2
	仅需要部分帮助(如背部)	1
	需要帮助(不能自行沐浴)	0
移动	自如(可以使用手杖等辅助器具)	2
	需要帮助	1
	不能起床	0
如厕	无需帮助或能借助辅助器具进出厕所	2
	需帮助进出厕所、便后清洁或整理衣裤	1
	不能自行进出厕所完成排泄过程	0
控制大小便	能完全控制	2
	偶尔大小便失禁	1
	排尿、排便需别人帮助,需用导尿管或大小便失禁	0

量表二　Lawton 功能性日常生活量表

生活能力	项目	分值
自己做饭	无需帮助	2
	需要一些帮助	1
	完全不能自己做饭	0
自己做家务或勤杂工作	无需帮助	2
	需要一些帮助	1
	完全不能自己做家务	0
自己服药	无需帮助(能准时服药、剂量准确)	2
	需要一些帮助[别人帮助备药和(或)提醒服药]	1
	没有帮助完全不能自己服药	0
去超过步行距离的地方	无需帮助	2
	需要一些帮助	1

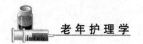

续 表

生活能力	项目	分值
	除非做特别安排,否则完全不能旅行	0
自己购物	无需帮助	2
	需要一些帮助	1
	完全不能自己去购物	0
自己理财	无需帮助	2
	需要一些帮助	1
	完全不能自己理财	0
自己打电话	无需帮助	2
	需要一些帮助	1
	完全不能自己打电话	0

量表三 简易智力状态检查(MMSE)

评价	项目	得分
1. 时间定向	今年是哪一年	1/0
	现在是什么季节	1/0
	现在是几月份	1/0
	今天是几号	1/0
	今天是星期几	1/0
2. 地点定向	咱们现在是在哪个城市	1/0
	咱们现在是在哪个区	1/0
	咱们现在是在什么街	1/0
	现在是在哪个医院	1/0
	这里是第几层楼	1/0
3. 识记	告诉你3种东西,我说完后,请你重复一遍。树木 国旗 汽车	3/0
4. 注意与计算	请您计算100−7是多少?然后将得出的数目再减去7,连续5次	5/0
5. 回忆	现在请你说出我刚才让你记住的那些东西 树木 国旗 汽车	3/0
6. 命名	(检查者出示手表)这个东西叫什么	2/0
	(检查者出示钢笔)这个东西叫什么	
7. 语言表达	请你跟我说"四十四只石狮子"	1/0
8. 阅读理解	我给您一张纸,请按我说的去做,现在开始:"用右手拿着这张纸,用两只手把它对折起来,放在您的左腿上"	3/0
9. 执行能力	请您念念这句话,并按上面的意思去做:"闭上您的眼睛"	1/0
10. 思维能力	请您说出一句完整的有意义的句子(必须有主语、谓语)	1/0
11. 构图能力	(出示图案)请您照着这个样子画下来	1/0

注：

1. MMSE 评定总分范围为 0～30 分,每次回答或操作正确得 1 分;错误或不知道得 0 分;拒绝回答或不理解按 0 分计算。全部答对为 30 分

2. 本检查要求在 10 分钟内完成

3. 划分痴呆标准,根据受检者受教育情况划分,文盲 ≤17 分,小学程度 ≤20 分,中学程度(包括中专) ≤22 分,大学程度(包括大专) ≤23 分

量表四　简易操作智力状态问卷(SPMSQ)

问题	注意事项
1. 今天是几号	年、月、日都对才算正确
2. 今天是星期几	星期对才算正确
3. 这是什么地方	对所在地有任何的描述都算正确;说"我的家"或正确说出城镇、医院、机构的名称都可接受
4－1. 您的电话号码是多少	经确认号码后证实无误即算正确;或在会谈时,能在两次间隔较长时间内重复相同的号码即算正确
4－2. 您住在什么地方	如没有电话才问此问题
5. 您几岁了	年龄与出生年月日符合才算正确
6. 您的出生年月日是什么时候	年、月、日都对才算正确
7. 现任的国家主席是谁	姓氏正确即可
8. 前任的国家主席是谁	姓氏正确即可
9. 您妈妈叫什么名字	不需要特别证实,只需说出一个与他不同的女性姓名即可
10. 从 20 减 3 开始算,一直减 3 减下去	期间如有出现任何错误或无法继续进行即算错误

注：

1. 须结合受检者的教育背景作出判断

2. 错 0～2 题为心智功能完整;错 3～4 题为轻度心智功能障碍;错 5～7 为中度心智功能障碍;错 8～10 题为重度心智功能障碍

量表五　汉密顿焦虑量表(HAMA)

项目	主要表现
1. 焦虑心境	担心、担忧,感到有最坏的事将要发生,容易激惹
2. 紧张	紧张感、易疲劳、不能放松,情绪反应,易哭、颤抖、感到不安
3. 害怕	害怕黑暗、陌生人、一人独处、动物、乘车或旅行及人多的场合
4. 失眠	难以入睡、易醒、睡得不深、多梦、夜惊、醒后感疲倦
5. 认知功能	注意障碍、注意力不能集中、记忆力差
6. 抑郁心境	丧失兴趣、抑郁、对以往爱好缺乏快感
7. 躯体性焦虑(肌肉系统)	肌肉酸痛、活动不灵活、肌肉和肢体抽动、牙齿打颤、声音发抖
8. 躯体性焦虑(感觉系统)	视物模糊、发冷或发热、软弱无力感、浑身刺痛
9. 心血管系统症状	心动过速、心悸、胸痛、血管跳动感、昏倒感、心搏脱漏
10. 呼吸系统症状	胸闷、窒息感、叹息、呼吸困难

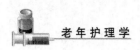

项目	主要表现
11. 消化系统症状	吞咽困难、嗳气、消化不良（进食后腹痛、腹胀、恶心、胃部饱感）、肠动感、肠鸣、腹泻、体重减轻、便秘
12. 泌尿生殖系统症状	尿频、尿急、停经、性冷淡、早泄、阳痿
13. 自主神经系统症状	口干、潮红、苍白、易出汗、紧张性头痛、毛发竖起
14. 会谈时行为表现	一般表现：紧张、不能松弛、忐忑不安、咬手指、紧握拳、面肌抽搐、手发抖、皱眉、表情僵硬、肌张力高、叹息样呼吸、面色苍白 生理表现：吞咽、打呃、安静时心率快、呼吸快（20 次/分以上）、腱反射亢进、震颤、瞳孔放大、眼睑跳动、易出汗、眼球突出

注：

1. 评定方法　应由经过训练的两名评定员进行联合检查，检查结束后，两评定员各自独立评分

2. 评定标准　HAMA 的评分为 0~4 分，分为 5 级：

0 分：无症状

1 分：轻度

2 分：中度，有肯定的症状，但不影响生活与活动

3 分：重度，症状重，需加处理，或已影响生活和活动

4 分：极重，症状级重，严重影响其生活

3. 本量表除第 14 项需结合观察外，所有项目都根据病人的口头叙述进行评分；同时特别强调受检者的主观体检，这也是 HAMA 编制者的医疗观点。因为病人仅仅在有病的主观感觉时，方来就诊，并接受治疗。做一次评定，需 10~15 分钟

4. 分界值　总分超过 29 分，可能为严重焦虑；超过 21 分，肯定有明显焦虑；超过 14 分，肯定有焦虑；超过 7 分，可能有焦虑；如小于 7 分，便没有焦虑症状

5. 因子分析　精神性焦虑，第 1~6 项以及第 14 相分数之和，除以 7；躯体性焦虑，第 7~13 项分数之和，除以 7，因子分提示病人焦虑症状的特点

量表六　汉密顿抑郁量表（HRSD）

项目	主要表现
1. 抑郁情绪	①只在问到时才诉述。②在访谈中自发地表达。③不用言语也可以从表情、姿势、声音或欲哭中流露出这种表情。④病人的自发言语和非语言表达，几乎完全表现为这种情绪
2. 有罪感	①责备自己，感到自己已连累他人。②认为自己犯罪或反复思考以往的过失和错误。③认为目前的疾病，是对自己错误的惩罚，或有罪恶妄想。④有罪恶妄想伴有指责或威胁性幻觉
3. 自杀	①觉得活得没有意义。②希望自己已经死去，或常想到与死有关的事。③消极观念。④有严重自杀行为
4. 入睡困难	①主诉有入睡困难，上床半小时后仍不能入睡。②主诉每晚均有入睡困难
5. 睡眠不深	①睡眠浅，多恶梦。②半夜（晚 0:00 以前）曾醒来（不包括上厕所）
6. 早醒	①有早醒，比平时早醒 1 小时，但能重新入睡。②早醒后无法重新入睡

项目	主要表现
7. 工作和兴趣	①提问时才诉述。②自发地直接或间接表达对活动、工作或学习失去兴趣,如感到无精打采,犹豫不决,不能坚持或需强迫自己去工作或活动。③活动时间减少或成效下降,住院病人每日参加病房劳动或娱乐不满3小时。④因目前的疾病而停止工作,住院者不参加任何活动或没有他人帮助便不能完成日常事务(注意不能凡住院就打4分)
8. 阻滞(指思维和言语缓慢,注意力难以集中,主动性减退)	①精神检查中发现轻度阻滞。②精神检查中发现明显阻滞。③精神检查进行困难。④完全不能回答问题(木僵)
9. 激越	①检查中有些心神不定。②明显心神不定或小动作多。③不能静坐,检查中曾起立。④搓手、咬指甲、扯头发、咬嘴唇
10. 精神性焦虑	①问及时诉述。②自发地表达。③表情和言谈流露出忧虑。④明显惊恐
11. 躯体性焦虑	①轻度。②中度有肯定的上述症状。③重度上述症状严重影响生活或需要处理。④严重影响生活和活动
12. 胃肠道症状	①食欲缺乏,但不需他人鼓励便自行进食。②进食需他人催促或请求和需要应用泻药或助消化药
13. 全身症状	①四肢、背部或颈部沉重感,背痛、头痛肌肉疼痛,全身乏力或疲倦。②症状明显
14. 性症状(性欲减退、月经失调等)	①轻度。②重度。③不能肯定,或该项对受检者不适合(不计入总分)
15. 疑病	①对身体过分关注。②反复考虑健康问题。③有疑病妄想。④伴幻觉的疑病妄想
16. 体重减轻	①病人诉述可能有体重减轻。②1周内体重减轻超过0.5 kg。③1月内体重减轻超过1 kg
17. 自知力	①知道自己有病,但归咎伙食太差、环境问题、工作过忙、病毒感染或需要休息。②完全否认有病
18. 日夜变化	①轻度变化:晨1分、晚1分。②重度变化:晨2分、晚2分
19. 人格解体	①问及时才诉述。②自然诉述。③有虚无妄想。④伴幻觉的虚无妄想
20. 偏执症状	①有猜疑。②有牵连观念。③有关系妄想或被害妄想。④伴有幻觉的关系妄想或被害妄想
21. 强迫症状	①问及时才诉述。②自发诉述
22. 能力减退感	①仅于提问时方引出主观体验。②病人主动表示有能力减退感。③需鼓励、指导和安慰才能完成病室日常事务或个人卫生。④穿衣、梳洗、进食、铺床、或个人卫生均需他人协助
23. 绝望感	①有时怀疑"情况是否回好转",但解释后能接受。②持续感到"没有希望",但解释后能接受。③对未来感到灰心悲观和失望,解释后不能解除。④自动地反复诉述"我的病好不了啦"诸如此类的情况

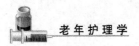

续　表

项目	主要表现
24. 自卑感	①仅在询问时诉述有自卑感(我不如他人)。②自动地诉述有自卑感。③病人主动诉述:"我一无是处"或"低人一等",与评2分者只是程度上的差别。④自卑感达妄想的程度,例如:"我是废物"或类似情况

注:

1. 序号与分数是相对应的,如个体没有序号中描述的表现,则评为0分。现采用0~4分的5级记分法:0分为无;1分为轻度;2分为中度;3分重度;4分为极重度

2. 分界值,按照Davis JM的划分,总分超过35分,可能为严重抑郁;超过20分,可能是轻或中等度的抑郁;如小于8分,则没有抑郁症状

量表七　流调用抑郁自评量表(CES-D)

评定项目	评分			
	<1日	1~2日	3~4日	5~7日
1. 我因一些小事而烦恼	1	2	3	4
2. 我不大想吃东西,我的胃口不好	1	2	3	4
3. 即使家属和朋友帮助我,我仍然无法摆脱心中苦闷	1	2	3	4
4. 我觉得和一般人一样好	4	3	2	1
5. 我在做事时,无法集中自己的注意力	1	2	3	4
6. 我感到意志低沉	1	2	3	4
7. 我感到做任何事都很费力	1	2	3	4
8. 我感到前途是有希望的	4	3	2	1
9. 我觉得我的生活是失败的	1	2	3	4
10. 我感到害怕	1	2	3	4
11. 我的睡眠情况不好	1	2	3	4
12. 我感到高兴	4	3	2	1
13. 我比平时说话要少	1	2	3	4
14. 我感到孤单	1	2	3	4
15. 我觉得人们对我不友好	1	2	3	4
16. 我觉得生活得很有意思	4	3	2	1
17. 我曾哭泣	1	2	3	4
18. 我感到忧愁	1	2	3	4
19. 我感到人们不喜欢我	1	2	3	4
20. 我觉得无法继续我的日常工作	1	2	3	4

注:

1. 量表评定按过去1周内出现相应情况或感觉的频度评定;不足1日者为"没有或基本没有";1~2日为"少有";3~4日为"常有";5~7日为"几乎一直有"

2. 量表分为0~3分,4级:1级为0分;2级为1分;3级为2分;4级为3分。其中,第4、8、12、16项为反向评分

3. 结果分析,总分范围为 0 ~ 30 分。总分≤15 分为无抑郁症状;16 ~ 19 分为可能有抑郁症状;≥20 分为肯定有抑郁症状

量表八　老年抑郁量表(GDS)

选择最切合你最近 1 周来感受的答案	是	否
1. 你对生活基本上满意吗	0	1
2. 你是否已放弃了许多活动与兴趣	1	0
3. 你是否觉得生活空虚	1	0
4. 你是否常感到厌倦	1	0
5. 你觉得未来有希望吗	0	1
6. 你是否因为脑子里一些想法摆脱不掉而烦恼	1	0
7. 你是否大部分时间精力充沛	0	1
8. 你是否害怕有不幸的事落到你的头上	1	0
9. 你是否大部分时间感到幸福	0	1
10. 你是否感到孤立无援	1	0
11. 你是否经常坐立不安、心烦意乱	1	0
12. 你是否愿意待在家里而不愿去做些新鲜事	1	0
13. 你是否常常担心未来	1	0
14. 你是否觉得记忆力比以前差	1	0
15. 你觉得现在活得很惬意吗	0	1
16. 你是否常感到心情沉重、郁闷	1	0
17. 你是否觉得像现在这样活得毫无意义	1	0
18. 你是否总为过去的事忧愁	1	0
19. 你觉得生活很令人兴奋吗	0	1
20. 你开始一件新的工作很困难吗	1	0
21. 你觉得生活充满活力吗	0	1
22. 你是否觉得你的处境已毫无希望	1	0
23. 你是否觉得大多数人比你强得多	1	0
24. 你是否常为小事而伤心	1	0
25. 你是否常觉得想哭	1	0
26. 你集中精力困难吗	1	0
27. 你早晨起来很快活吗	0	1
28. 你希望避开聚会吗	1	0
29. 你做决定很容易吗	0	1
30. 你的头脑像往常一样清晰吗	0	1

注:

1. 每项表示抑郁的回答得 1 分,其中第 1、5、7、9、15、19、21、27、29、30 条,回答为"否"表示抑郁存在;第 2、3、4、6、8、10 ~ 14、16 ~ 18、20、22 ~ 26、28 条,回答"是"表示抑郁存在

2. 评定总分为 30 分。0 ~ 10 分视为正常范围;11 ~ 20 分为轻度抑郁;21 ~ 30 分为中重度抑郁

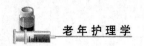

量表九　APGAR 家庭功能量表

项目	经常	有时	很少
1. 当我遇到困难时,可以从家人处得到满意的帮助			
补充说明			
2. 我很满意家人与我讨论各种事情以及分担问题的方式			
补充说明			
3. 希望从事新的活动或发展时,家人能接受并给予支持			
补充说明			
4. 我很满意家人对我表达情感时的方式以及对我愤怒、悲伤等情绪的反应			
补充说明			
5. 我很满意家人与我共度美好时光的方式			
补充说明			

注:
1. 评分标准为"经常"记 2 分;"有时"记 1 分;"很少"记 0 分
2. 总分在 7~10 分为家庭功能无障碍;4~6 分为家庭功能中度障碍;0~3 分为重度家庭功能不足

量表十　老年人居家安全环境评估要素表

部位	项目	评估要素
一般居室	光线	是否充足
	温度	是否适宜
	地面	是否平整、干燥、无障碍物
	地毯	是否平整、不滑动
	家具	放置是否稳固、有序、有无障碍通道
	床	高度是否在老年人膝盖下并与其小腿长基本相等
	电线	安置是否规范,是否远离火源、热源
	取暖设备	设置是否妥当
	电话	位置是否方便,紧急电话号码是否易见、易取
厨房	地板	有无防滑措施
	燃气	"开""关"的按钮标志是否醒目
浴室	浴室门	门锁是否内外均可打开
	地板	有无防滑措施
	便器	高低是否合适,有无设扶手
	浴盆	高度是否合适,盆底是否垫有防滑垫
楼梯	光线	是否充足
	台阶	是否完整,高度是否合适,台阶之间色彩差异是否明显
	扶手	有无扶手

量表十一 生活满意度指数 A(LSIA)

下面的一些陈述涉及人们对生活的不同感受。请阅读下列陈述,如果你同意该观点,就请在"同意"下面做一记号;如果不同意该观点,请在"不同意"下面做一记号;如果无法肯定是否同意,请在"?"之下做一记号。请务必回答每一个问题。

项目	同意	不同意	?
1. 当我老了以后发现事情似乎要比原先想象得好			
2. 与我所认识的多数人相比,我更好地把握了生活中的机遇			
* 3. 现在是我一生中最沉闷的时期			
4. 我现在和年轻时一样幸福			
5. 我的生活原本应该更好些			
6. 现在是我一生中最美好的时光			
* 7. 我所做的事情多半是令人厌烦和单调乏味的			
8. 我估计最近能遇到一些有趣的和令人愉快的事			
9. 我现在做的事和以前做的事一样有趣			
* 10. 我感到老了,有些累了			
11. 我感到自己确实上了年纪,但我并不为此而烦恼			
12. 回首往事,我相当满足			
13. 即使能改变自己的过去,我也不愿有所改变			
* 14. 与其他同龄人相比,我曾做出较多的愚蠢的决定			
15. 与其他同龄人相比,我外表较年轻			
16. 我已经为 1 个月甚至 1 年后该做的事制订了计划			
* 17. 回首往事,我有许多想得到的东西均未得到			
* 18. 与其他人相比,我惨遭失败的次数太多了			
19. 我在生活中得到了相当多我所期望的东西			
* 20. 不管人们怎样说,许多普通人是越过越糟,而不是越过越好			

注:

1. 有"*"号为反序计分项目

2. "同意"得 2 分;"?"得 1 分;"不同意"得 0 分

3. 得分从 0 分(满意度最低)到 20 分(满意度最高)

量表十二 纽芬兰纪念大学幸福度量表(MUNSH)

我们想问一些关于你的日子过得怎么样的问题,如果符合你的情况,请回答"是";如果不符合你的情况,请回答"否"。最近几个月里,你感到:

项目	是	否	不知道	备注
1. 满意到极点				PA
2. 情绪很好				PA
3. 对你的生活很满意				PA

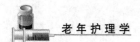

续　表

项目	是	否	不知道	备注
4. 很幸运				PA
5. 烦恼				NA
6. 非常孤独或与人疏远				NA
7. 忧郁或非常不愉快				NA
8. 担心,因为不知道将来会发生什么情况				NA
9. 感到你的生活处境变得艰苦				NA
10. 一般说来,生活处境变得使你感到满意				PA
11. 这是我一生中最难受的时期				NE
12. 我像年轻时一样高兴				PE
13. 我所做的大多数事情都令人厌烦或单调				NE
14. 我所做得事情像以前一样使我感兴趣				PE
15. 当我回顾我的一生时,我感到特别满意				PE
16. 随着年龄的增加,一切事情更加糟糕				NE
17. 你感到孤独的程度如何				NE
18. 今年一些事情使我烦恼				NE
19. 如果你能到你想住的地方去,你愿意到那儿去住吗				PE
20. 有时我感到活着没有意思				NE
21. 我现在像我年轻时一样高兴				PE
22. 大多数时候我感到生活是艰苦的				NE
23. 你对你当前的生活满意吗				PE
24. 我的健康状况和同龄人相同甚至还好些				PE

注:

1. 每个项目回答"是"得 2 分;"不知道"得 1 分;"否"得 0 分。第 19 项答"现在住地"得 2 分;"别的住地"得 0 分。第 23 项答"满意"得 2 分;"不满意"得 0 分

2. PA 表示正性情感;NA 表示负性情感;PE 表示一般正性体验;NE 表示一般负性体验

3. 总分 = PA – NA + PE – NE,得分范围 –24 ~ +24,为了便于计算,加上常数 24,计分范围 0 ~ 48

量表十三　老年人生活质量评定表

项目	得分
身体健康:	
1. 疾病症状	
(1) 无明显病痛	3 分
(2) 间或有病痛	2 分
(3) 经常有病痛	1 分
2. 慢性疾病	

项目	得分
(1) 无重要慢性疾病	3分
(2) 有,但不影响生活	2分
(3) 有,影响生活功能	1分
3. 畸形残疾	
(1) 无	3分
(2) 有(轻中度驼背),不影响生活	2分
(3) 畸形或因病致残,部分丧失生活能力	1分
4. 日常生活功能	
(1) 能适当劳动、爬山、参加体育活动,生活完全自理	3分
(2) 做饭、管理钱财、料理家务、上楼、外出坐车等有时需要别人帮助	2分
(3) 丧失独立生活能力	1分

本项共计得分:_____

心理健康:

项目	得分
5. 情绪、性格	
(1) 情绪稳定、性格开朗、生活满足	3分
(2) 有时易激动、紧张、抑郁	2分
(3) 经常抑郁、焦虑、压抑、情绪消沉	1分
6. 智力	
(1) 思维能力、注意力、记忆力都很好	3分
(2) 智力有些下降,注意力不集中,遇事易忘,但不影响生活	2分
(3) 智力明显下降,说话无重点,思路不清晰,健忘、呆板	1分
7. 生活满意度	
(1) 夫妻、子女、生活条件、医疗保健、人际关系等基本满意	3分
(2) 某些方面不够满意	2分
(3) 生活满意度差,到处看不惯,自感孤独苦闷	1分

本项共计得分:_____

社会适应:

项目	得分
8. 人际关系	
(1) 夫妻、子女、亲戚朋友之间关系融洽	3分
(2) 某些方面虽有矛盾,仍相互往来,相处尚可	2分
(3) 家庭矛盾多、亲朋往来少、孤独	1分
9. 社会活动	
(1) 积极参加社会活动,在社团中任职,关心国家集体大事	3分
(2) 经常参加社会活动,有社会交往	2分
(3) 不参加社会活动,生活孤独	1分

本项共计得分:_____

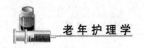

项目	得分
环境适应:	
10. 生活方式	
（1）生活方式合理,无烟、酒嗜好	3分
（2）生活方式基本合理,已戒烟,酒不过量	2分
（3）生活无规律,嗜烟、酗酒	1分
11. 环境条件	
（1）居住环境、经济收入、医疗保障较好,社会服务日趋完善	3分
（2）居住环境不尽人意,有基本生活保障	2分
（3）住房、经济收入、医疗费用等造成生活困难	1分
本项共计得分_____	

共计得分:(　　　)

注:

1. 总分在30~33分者,说明生活质量良好

2. 总分在20~29分者,说明生活质量为中等水平

3. 总分在11~19分者,说明生活质量差

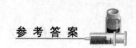

参 考 答 案

绪论	1. A	2. B	3. B	4. A	5. B
第一章	1. E	2. C	3. C	4. ABC	5. ABCE
第二章	1. A	2. A	3. C	4. A	5. A
第三章	1. B	2. D	3. E	4. D	5. A
第四章	1. C	2. B	3. A	4. B	5. D
第五章	1. D	2. C	3. D	4. B	5. D
	6. C	7. C	8. B	9. B	10. E
第六章	1. A	2. B	3. A	4. C	5. D
	6. D	7. C	8. B	9. D	10. D
第七章	1. C	2. E	3. A	4. B	5. B
第八章	1. A	2. D	3. E	4. D	5. A

参考文献

1. 化前珍. 老年护理学[M]. 2版. 北京:人民卫生出版社,2006.
2. 章正福. 老年护理技术[M]. 南京:东南大学出版社,2006.
3. 王海霞. 老年护理学[M]. 上海:同济大学出版社,2008.
4. 刘丽萍. 人口老龄化与老年保健护理[M]. 成都:电子科技大学出版社,2009.
5. 童晓云. 老年护理学[M]. 合肥:安徽科学技术出版社,2010.
6. 王珏辉. 老年护理技术[M]. 武汉:华中科技大学出版社,2010.
7. 罗悦性. 老年护理学[M]. 2版. 北京:人民卫生出版社,2011.
8. 袁爱娣. 老年护理[M]. 北京:中国科学技术出版社,2010.
9. 王志红,詹林. 老年护理学[M]. 2版. 上海:上海科学技术出版社,2011.
10. 孙国庆. 老年护理学[M]. 南京:江苏科学技术出版社,2008.
11. 王玲. 老年护理学科的发展历程与引发的思考[J]. 中国护理管理,2007,7(4):12-13.

图书在版编目（CIP）数据

老年护理学 / 曹美玲等主编. —南京：江苏凤凰科学
技术出版社，2012.8（2019.1重印）
ISBN 978-7-5345-9410-6

Ⅰ.①老… Ⅱ.①曹… Ⅲ.①老年医学—护理学—医
学院校—教材 Ⅳ.①R473

中国版本图书馆CIP数据核字（2012）第156504号

老年护理学

主　　　编	曹美玲　潘红宁
责 任 编 辑	钱新艳
责 任 校 对	郝慧华
责 任 监 制	曹叶平　方　晨

出 版 发 行	江苏凤凰科学技术出版社
出版社地址	南京市湖南路1号A楼，邮编：210009
出版社网址	http://www.pspress.cn
印　　　刷	江苏凤凰数码印务有限公司

开　　　本	880 mm×1 230 mm　1/16
印　　　张	9
字　　　数	210 000
版　　　次	2012年8月第1版
印　　　次	2019年1月第6次印刷

标 准 书 号	ISBN 978-7-5345-9410-6
定　　　价	24.50元